PETITE BIBLIOTHÈQUE SCIENTIFIQUE

GUIDE PRATIQUE

DE

L'ACHETEUR DE CHEVAUX

LIBRAIRIE J.-B. BAILLIÈRE ET FILS

DU MÊME AUTEUR :

Le chien. Races, hygiène et maladies. 1893, 1 vol. in-18, 297 pages avec 77 figures intercalées dans le texte, dont 10 dessinées par l'auteur, cart.. . . . . 4 fr.

CHAMPETIER (P.). — *Les maladies du jeune cheval*. 1892, in-16 de 348 pages, avec 8 planches col., cart.. . . . . 4 fr.

CORNEVIN (CH.). — *Traité de zootechnie générale*. 1891, 1 vol. gr. in-8 de 1 088 pages, avec 204 figures. . . . . 22 fr.

— *Traité de zootechnie spéciale*. I. *Les oiseaux de basse-cour*. 1895, gr. in-8 de 300 pages, avec 116 figures et pl. col. . . . 8 fr.
II. *Les petits mammifères de la basse-cour et de la maison*. 1896, gr. in-8 de 408 pages, avec 88 figures et 2 planches col. 10 fr.
III *Les porcs*. 1898, gr. in-8 de 150 pages avec figures. 4 fr.

CORNEVIN (CH.) et LESBRE. — *Traité de l'âge des animaux domestiques*, d'après les dents et les productions épidermiques. 1895 1 vol. gr. in-8 de 462 pages, avec 211 figures.. . . . . 15 fr.

CUYER et ALIX. — *Le cheval*. Extérieur, régions, pied, proportions, aplombs, allures, âges, aptitudes, robes, tares, vices, achat et vente, structures et fonctions, races, origine, production et amélioration, démontrés à l'aide de planches coloriées, découpées et superposées. Dessins par E. CUYER. Texte par E. ALIX, vétérinaire militaire. 1886, 1 vol. gr. in-8 de 700 pages avec 172 figures et 1 atlas de 16 planches col. Ensemble 2 vol. gr. in-8 cart. 60 fr.

— *Séparément* : *Les allures du cheval*. 1886, gr. in-8, 43 pages, avec 13 figures et 1 planche col. . . . . 7 fr. 50

DUPONT (M.-P.). — *L'âge du cheval* et des principaux animaux domestiques : âne, mulet, bœuf, mouton, chèvre, chien, porc et oiseaux. 1893, in-16 de 180 pages avec 36 planches, dont 30 col. cart.. . . . . 4 fr.

GALLIER. — *Le cheval anglo-normand*. 1900, in-16 de 374 pages, avec 28 figures et planches, cart. . . . . 4 fr.

GOYAU. — *Traité pratique de maréchalerie*. 1900, 1 vol. in-18 de 528 pages avec 364 figures. . . . . 8 fr.

GUÉNAUX (G.) — *L'élevage en Normandie*, par Georges GUÉNAUX, ingénieur agronome, répétiteur à l'Institut national agronomique, 1902. 1 vol. in-18 jésus de 350 pages avec 60 figures intercalées dans le texte. . . . . 4 fr.

GUYOT (E.). — *Les animaux de la ferme*. 1890, 1 vol. in-16 de 344 pages, avec 146 figures, cart.. . . . . 4 fr.

RELIER. — *Guide pratique de l'élevage du cheval*. 1889, 1 vol. in-16 de 382 pages avec 128 figures, cart. . . . . 4 fr.

SIGNOL. — *Aide-mémoire du vétérinaire*. 1894, 1 vol. in-18 jésus de 648 pages, avec 411 figures, cartonné.. . . . . 7 fr.

THARY. — *Maréchalerie*. 1896, 1 vol. in-18 de 458 pages, avec 303 fig., cart. (*Encyclopédie vétér.*). . . . . 5 fr.

CHARTRES. — IMPRIMERIE DURAND, RUE FULBERT.

GUIDE PRATIQUE

DE

L'ACHETEUR DE CHEVAUX

PAR

JOANNY PERTUS

MÉDECIN VÉTÉRINAIRE A PARIS

Avec 78 figures intercalées dans le texte
dont 24 dessinées par l'auteur.

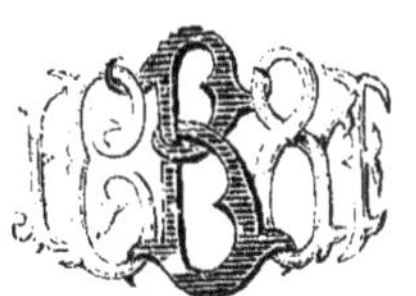

PARIS
LIBRAIRIE J.-B. BAILLIÈRE ET FILS
19, rue Hautefeuille, près du Boulevard Saint-Germain

1902

PRÉFACE

Nous avons pour but, en écrivant cet ouvrage, de réunir l'ensemble des connaissances théoriques et pratiques que nous devons à nos études vétérinaires à celles qu'il nous a été donné d'acquérir par vingt années d'exercice de notre profession, au cours desquelles ces connaissances se sont complétées de nombreuses observations personnelles et des conseils d'hommes expérimentés, d'une compétence acquise indiscutable.

L'achat d'un cheval est une opération fort délicate, qui exige des connaissances que possède seul le vétérinaire; néanmoins, le propriétaire, le cultivateur, le fermier trouveront, dans cet ouvrage un guide précis qui, à défaut de l'homme de l'art, leur permettra d'établir un choix raisonné et les mettra en garde contre les tromperies nombreuses dont ils pourraient être victimes de la part du vendeur.

Dans le but de faciliter au lecteur l'utilisation de notre Guide pratique, cet ouvrage a été divisé en douze chapitres :

1° Étude des différentes régions du corps du cheval ; 2° tares ; 3° allures ; 4° aplomb ; 5° robes ; 6° âge ; 7° de l'âge et du sexe au point de vue du service ; 8° visite d'achat ; 9° des précautions à prendre avant le paiement et du reçu fourni par le vendeur ; 10° du signalement ; 11° maladies figurant parmi les vices rédhibitoires. La législation forme le dernier chapitre.

Parmi les nombreuses figures intercalées dans le texte, beaucoup ont été dessinées par nous ; les autres, empruntées au livre de M. Eugène Alix, vétérinaire de l'armée, le *Cheval* extérieur, structure, fonctions, races; à l'*Aide-mémoire du vétérinaire*, de M. Signol, et au *Guide pratique de l'élevage du cheval*, de M. L. Rélier.

Le caractère pratique de notre œuvre sera apprécié du lecteur qui, nous l'espérons, lui réservera un accueil favorable.

J. Pertus.

3 Mars 1902.

GUIDE PRATIQUE

DE

L'ACHETEUR DE CHEVAUX

Définition.

L'extérieur du cheval « est cette partie des connaissances vétérinaires qui met à même de reconnaître, par l'examen d'un animal, sa beauté, ses mauvaises ou bonnes qualités, les maladies qui diminuent sa valeur et les particularités de conformation qui le rendent plus ou moins apte à tel ou tel service » (Lecoq).

Tous les auteurs traitant de ce sujet, se sont attachés à décrire un type de conformation idéale, rarement rencontrée en dehors des races dites pures, ou de sang, bien que celles-ci même ne puissent présenter d'une façon complète, dans toutes leurs régions, la perfection théorique idéale.

Aussi ne nous arrêterons-nous pas sur cette idéalité et rechercherons-nous plutôt à fixer le lecteur acheteur sur d'autres points, moins théoriques peut-être, mais d'une valeur pratique bien supérieure.

Nous ne fixerons pas non plus, pour chaque

genre de cheval, un type de conformation spéciale suivant l'affectation, le genre de service qui lui est réservé. Cette façon d'agir ne saurait être critiquable car, même chez le cheval de gros trait, et quel que soit le minimum d'exigences esthétiques, il sera toujours loisible de rechercher un certain degré de perfection.

Cette perfection qui se rapporte au développement musculaire, aux formes, aux aplombs, à l'absence de tares, en un mot à l'ensemble du sujet, a parfois une importance fort limitée.

Quand nous disons : une importance fort limitée, nous voulons caractériser ce fait que : des animaux, très bien conformés, n'ont pas toujours résisté à la fatigue, fait un usage et rendu les services que l'on était en droit d'exiger de leur extérieur, alors que d'autres animaux, de conformation beaucoup moins parfaite, ont donné en ce sens pleine satisfaction.

Quoi qu'il en soit, le plus ou moins de perfection dans les formes pourra toujours servir de base dans l'établissement définitif du choix.

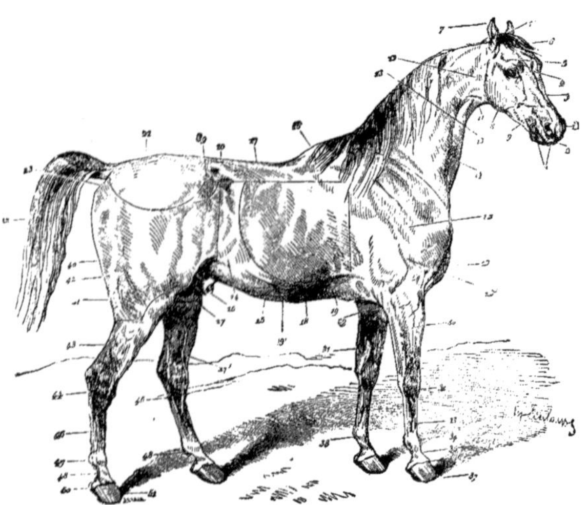

FIG. 1. — Les régions du cheval d'après leur ensemble.

1, lèvres; 2, bout du nez; 3, chanfrein; 4, front; 5, salière; 6, toupet; 7, oreilles; 8, ganache et auge; 9, joue; 10, naseau; 11, gorge; 12, parotide; 13, encolure; 13', crinière; 14, gouttière de la jugulaire; 15, poitrail; 16, garrot; 17, dos; 18, côtes; 19, passage des sangles; 19', veine de l'éperon; 20, reins; 21, croupe; 22, queue; 23, anus; 24, flanc; 25, ventre; 27, fourreau; 27, testicules; 27', veine saphène; 28, épaule et bras; 28', pointe de l'épaule; 29, coude; 30, avant-bras; 31, châtaigne; 32, genou; 33, canon et tendons; 34, boulet; 35, paturon; 37, couronne; 37, pied antérieur; 38, ergot et fanon; 39, hanche; 40, cuisse; 41, grasset; 42, fesse; 43, jambe; 44, jarret; 45, châtaigne; 46, canon et tendons; 47, boulet; 48, ergot et fanon; 49, paturon; 50, couronne; 51, pied postérieur.

I

Étude des différentes régions du corps du cheval.

C'est intentionnellement que nous ne conservons pas, dans cette étude, la division ancienne *d'avant-main* et *d'arrière-main*, à peu près abandonnée de nos jours, voire même celle de : *tronc* et *membres* d'une origine plus récente. Nous étudierons toutes les différentes régions du corps (fig. 1) dans l'ordre suivant : tête, encolure, garrot, dos, reins, croupe, queue, anus, raffé, organes génitaux, flanc, ventre, ars, inter-ars, passage des sangles, poitrail et membres.

I. — Tête.

Proportions. — La tête, quelle que soit la race sur laquelle on l'étudie, doit toujours être aussi petite que possible. Une tête *longue* et *grosse* en même temps, est non seulement défectueuse à l'œil, mais, jointe à une encolure disproportionnée, nuit aux allures de l'animal. Celui-ci, serait-il parfait dans ses autres régions, perdrait de ce fait seul une très grande partie de sa valeur. L'inconvénient de cette conformation s'accentue surtout chez le cheval de selle, dont la conduite devient à la fois difficile et fatigante.

Position. — La position de la tête dépend en grande partie de la conformation de l'encolure.

Position verticale. — Si la tête est portée verticalement le cheval voit les obstacles situés à quelques mètres de ses pieds, mais ne peut éviter ceux qui sont éloignés. Cette position ne se rencontre guère que chez les animaux qui ont une encolure rouée. Avec l'encolure de cygne, l'extrémité de la tête, le nez, se rapproche plus encore du poitral; on dit alors que le cheval *s'encapuchonne* (fig. 2).

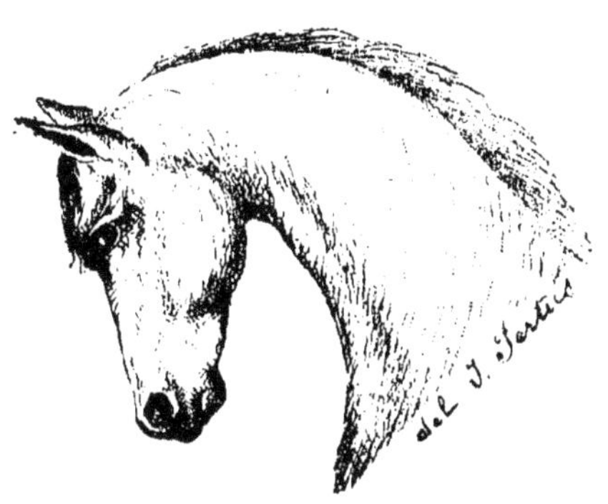

Fig. 2. — Position verticale de la tête. Cheval qui s'encapuchonne.

Lorsque cette position est exagérée le cheval arrive à appuyer le nez sur le poitrail en même temps que la branche externe du mors, rendant ainsi l'action de ce dernier à peu près nulle, et mettant le conducteur dans l'impossibilité de soumettre le cheval à une contention et à une direction efficaces, dans le cas où il chercherait à s'emballer.

Position horizontale. — *Animal qui porte au vent* (fig. 3). — Cette position présente les inconvénients suivants. Par les efforts de traction exercés sur le mors, celui-ci vient en contact avec les premières molaires et son efficacité est tout aussi nulle que chez le cheval qui s'encapuchonne. L'horizontalité de la tête favorise même le glissement du mors jusque sur la table dentaire, entre les deux mâchoires ; l'animal serre ce mors (animal qui prend le mors aux dents) et, insensible à toute traction effectuée sur les guides, peut s'emballer à outrance sans qu'il soit possible de le retenir.

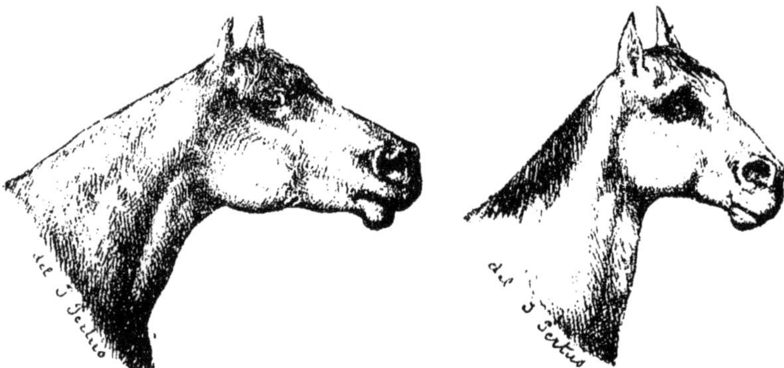

Fig. 3. — Position horizontale de la tête. Cheval qui porte au vent.

Fig. 4. Position normale de la tête.

Position normale. — La position normale de la tête (fig. 4) occupe l'intermédiaire entre celles que nous venons de décrire. Le port de la tête varie assez sensiblement, suivant que l'animal est au repos ou en action.

Formes de la tête. — La forme de la tête varie avec la race à laquelle appartient le sujet ; il ne faut lui accorder d'importance, qu'autant qu'elle s'éloigne trop de la normale.

TÊTE BUSQUÉE. — La tête est dite busquée (fig. 5) lorsque le chanfrein présente une curbure convexe plus ou moins prononcée. Les chevaux à tête busquée ont à peu près disparu, cependant on rencontre encore cette conformation chez quelques chevaux flamands, allemands et belges; elle est fréquemment reproduite sur les tableaux et bas-reliefs anciens.

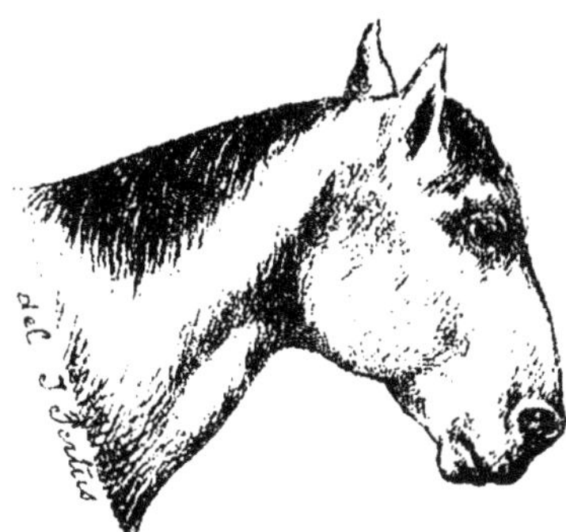

FIG. 5. — Tête busquée.

TÊTE CAMUSE. — Elle présente la disposition contraire de la précédente, c'est-à-dire que le chanfrein, au lieu d'être fortement convexe, se creuse plus ou moins, surtout à sa partie supérieure (fig. 6). L'accentuation de ce défaut fait que le bout du nez semble saillir au dehors et présente une sorte d'éminence qui a valu à la tête affectée de cette défectuosité le nom de *tête de rhinocéros*.

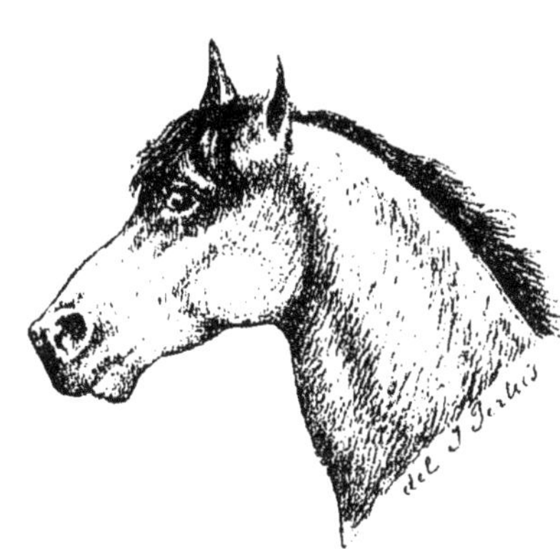

FIG. 6. — Tête camuse.

Mode d'attache de la tête avec l'encolure.

Le mode d'attache de la tête avec l'encolure doit aussi fixer l'attention.

Tête plaquée. — La tête est dite plaquée lorsqu'elle se continue sans interruption avec l'encolure, et Tête décousue s'il existe entre ces deux régions un sillon profond.

Différentes parties de la tête.

Oreilles. — La longueur et le port des oreilles influent beaucoup sur l'ensemble de la tête, sur l'aspect général et l'élégance du sujet. Celles-ci doivent être portées verticalement et ne pas présenter un développement exagéré; leur petitesse est même à rechercher jusqu'à une certaine limite.

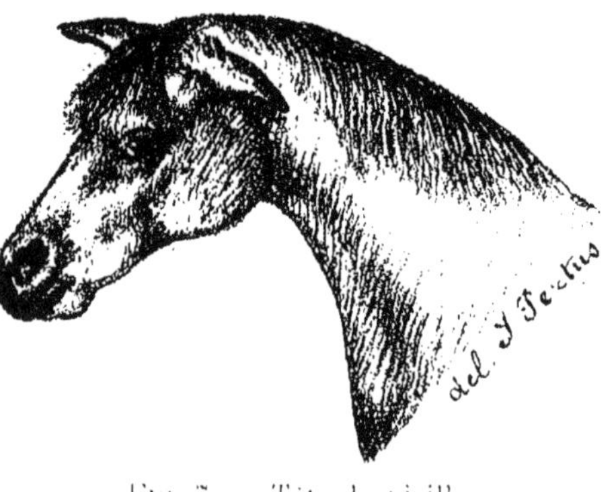

Fig. 7. — Tête de vieille.

Si l'une ou l'autre, le plus souvent les deux, sont pendantes et se rapprochent plus ou moins de l'horizontale, on dit que le cheval a une *tête de vieille* et des *oreilles de cochon* (fig. 7).

Salières. — Ce sont les cavités situées au-dessus de l'œil, dans les fosses temporales. Le creux qu'elles forment, peu prononcé dans la jeunesse, s'accentue à mesure que l'animal vieillit. Nous dirons ailleurs le moyen employé pour atténuer cette caractéristique.

Œil. — L'œil, organe de la vision, doit toujours être brillant et vif ; ces qualités caractérisent et la santé et la vigueur du cheval. De l'intégrité de la vue dépend l'utilisation de l'animal et la sécurité du conducteur. Le cheval dont la vue est trouble par le fait d'une affection quelconque de l'organe, ne se rendant compte que très imparfaitement de la nature des obstacles qui l'environnent, peut s'effrayer d'un rien, faire des écarts violents et subits, dont les conséquences peuvent être souvent fort graves.

Parmi les affections de l'œil, la plus grave est certainement la *fluxion périodique*, car elle entraîne presque fatalement la perte de l'un ou des deux yeux. L'*amaurose*, caractérisée par la dilatation permanente de la pupille et son insensibilité à l'affluence des rayons lumineux, est aussi une maladie grave, car le cheval qui la présente ne voit pas à se conduire.

L'œil *trop petit* ou *trop gros* est un défaut, dans ce dernier cas on le désigne sous le nom d'*œil de bœuf*. Les yeux peuvent être inégaux ; autre défaut d'une certaine importance.

Tempes. — La tempe est formée de chaque côté

de la tête par l'arcade temporale et l'articulation de la mâchoire. Lorsque les chevaux de couleur foncée vieillissent, c'est sur les tempes que l'on remarque les premiers poils blancs. Des écorchures, des cicatrices ou des plaies nombreuses sur cette région indiquent que l'animal est resté longtemps étendu sur la litière et peuvent faire supposer qu'il est sujet aux coliques.

Joues. — Elles sont divisées en deux parties : l'une supérieure, l'autre inférieure ; celle-ci, plus étroite que l'autre, fait parfois saillie au dehors, c'est lorsqu'il y a accumulation de matières alimentaires incomplètement mastiquées, entre elle et les molaires. On dit, en ce cas, que le cheval *fait magasin* ; ce défaut est dû à l'usure irrégulière de la table dentaire, qui arrive à présenter, sur son bord externe, des saillies en forme de scie, *surdents*, qui blessent la muqueuse, rendent la mastication douloureuse, au point de la suspendre, et facilitent le séjour d'une certaine quantité d'aliments dans la région désignée.

Ganaches. — Constituées par le bord postérieur des mâchoires, elles sont plus ou moins développées. Le cheval *chargé de ganaches* a généralement une tête grosse et lourde.

Auge. — C'est l'espace compris entre les deux mâchoires inférieures ; elle a pour plafond la partie qui correspond avec la base de la langue.

Elle doit être large et bien évidée, sinon on dit qu'elle est *empâtée*. L'auge contient des ganglions lymphatiques qui, à l'état de santé, sont petits et roulants mais qui s'hypertrophient lors d'inflammation des voies respiratoires ; cette hypertrophie concourt à rendre l'auge empâtée. Si l'une de ces glandes se présente avec d'assez fortes proportions et surtout si elle semble soudée à la partie interne du bord inférieur du maxillaire et s'il existe en même temps un jetage par la pituitaire correspondante, l'animal est fortement suspect de morve.

Bouche. — Comprise entre les deux mâchoires et circonscrite par les lèvres, elle renferme diverses parties qui doivent être étudiées séparément.

Envisagée dans son ensemble, elle est dite *bonne* lorsqu'elle reçoit du mors une impression modérée ; *tendre ou sensible*, si cette impression est plus vive ; *folle ou égarée* si cette sensibilité poussée à l'extrême devient douloureuse.

La bouche *dure* est celle qui présente très peu de sensibilité ; elle est *fraîche* lorsqu'elle se remplit d'écume en contact du mors ; on dit alors que le cheval *goûte le mors*.

Lèvres. — Elles ferment l'ouverture de la bouche ; la supérieure se confond avec le bout du nez ; l'inférieure présente une protubérance, qui forme le menton et que l'on désigne sous le nom de *houppe du menton*. Toutes deux sont recouvertes de longs poils et l'on rencontre souvent, sur la supérieure, une véritable paire de moustaches. Le point de réunion des deux lèvres s'appelle *commissure*.

Si les lèvres sont peu épaisses, la bouche est généralement peu fendue et la commissure supporte une partie des tractions exercées sur le mors. La lèvre inférieure chez les très vieux animaux est souvent pendante.

Barres. — Les barres sont constituées par la partie des maxillaires inférieures qui se trouve située entre le coin et la première molaire ; elles sont recouvertes par la muqueuse buccale plus ou moins épaissie. C'est sur elles que repose la branche transversale du mors et l'action de celui-ci est en raison directe de la forme plus ou moins tranchante de cette base osseuse.

Cette action s'atténue à la longue par le fait du contact prolongé de cet appareil de contention. La bouche est dite *folle* quand les barres trahissent un excès de sensibilité ; à la moindre pression un peu forte, l'animal s'arrête, relève la tête, refuse d'avancer et parfois recule d'une façon dangereuse. La bouche *dure* présente une sensation contraire.

Langue. — Organe du goût, elle est renfermée dans la bouche et s'étend au dehors pour la préhension des aliments. Son rôle consiste surtout à amener sous les molaires les aliments saisis et coupés par les incisives et à apprécier le degré de trituration de ces aliments nécessaire à la déglutition.

Elle a, chez le cheval, la forme d'une spatule; son intégrité est indispensable à une bonne mastication et conséquemment à une *bonne* digestion.

Elle peut être accidentellement sectionnée, lorsque, par exemple, l'animal ayant le défaut de *tirer au renard*, son conducteur a eu l'imprudence de le fixer avec sa longe croisée dans la bouche; on a vu aussi des chevaux avoir la langue coupée par un coup de dent d'un de leurs semblables.

La langue *pendante*, c'est-à-dire faisant saillie au dehors, entre les lèvres ou, entre les incisives, peut, surtout dans cette dernière position, être sectionnée lors d'une chute en avant, par le fait du choc de la mâchoire sur le terrain.

Palais. — Cette région a pour base la face palatine du grand sus-maxillaire. La muqueuse buccale qui la tapisse présente un certain nombre de sillons bordés d'un nombre égal de saillies sur lesquelles cette muqueuse est légèrement épaissie. L'inflammation du palais amène le boursoufflement de la muqueuse, *lampa*, laquelle peut atteindre le niveau de la table des incisives.

Dents. — Elles sont divisées en *incisives* et *molaires*. Les premières sont au nombre de 12, six en haut, six en bas; les molaires au nombre de 24, 6 de chaque côté de la mâchoire. Ce nombre peut varier en plus ou en moins dans certains cas anormaux.

C'est par l'usure des dents, par leur changement d'aspect et de forme, qu'est apprécié l'âge du sujet. Chez les chevaux qui tiquent à l'appui, on remarque sur le bord externe des incisives (pinces et mitoyennes) une usure caractéristique plus ou moins prononcée.

II. — Encolure.

Proportions. — L'encolure a pour base : les vertèbres et le ligament cervical. Si elle est *courte*, elle est également *épaisse* et manque de souplesse. Quand elle est *longue*, elle nuit à la beauté du cheval, surtout si elle est *grêle* en même temps et l'animal pèse à la main. L'encolure moyenne est à rechercher car elle convient à tous les services.

Forme. — Direction. — La forme droite (fig. 8)

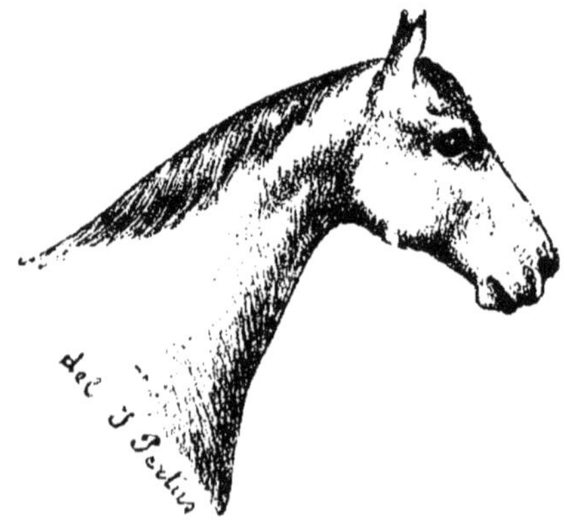

FIG. 8. — Encolure droite.

et la direction oblique sont les deux conditions à rechercher dans l'encolure.

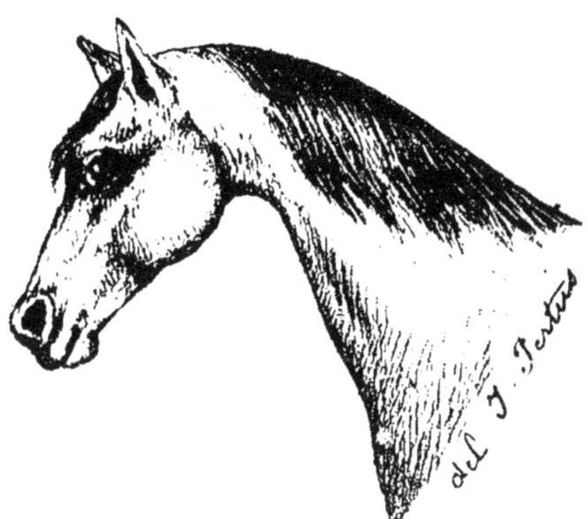

Fig. 9. — Encolure de cygne.

Elle est dite *rouée* (voir fig. 2), quand elle décrit une courbe prononcée dans toute l'étendue de son bord supérieur.

L'encolure de cygne (fig. 9), généralement longue, ne présente de convexité que vers l'extrémité de son bord supérieur, vers son point d'attache avec la tête.

L'encolure de cerf (fig. 10) est caractérisée par la concavité de son bord supérieur ; elle est dite encore *renversée*.

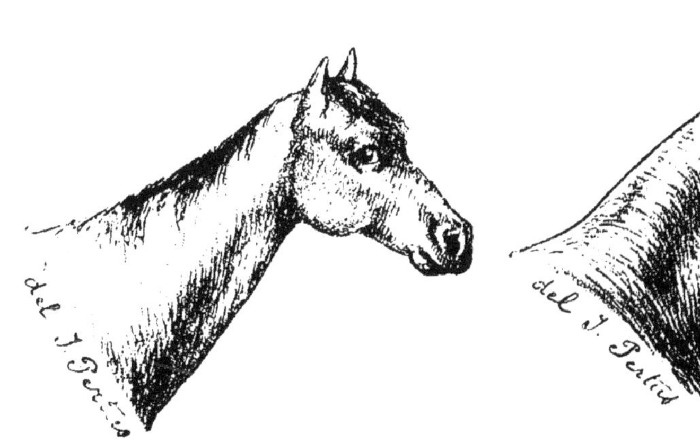

Fig. 10. — Encolure de cerf.

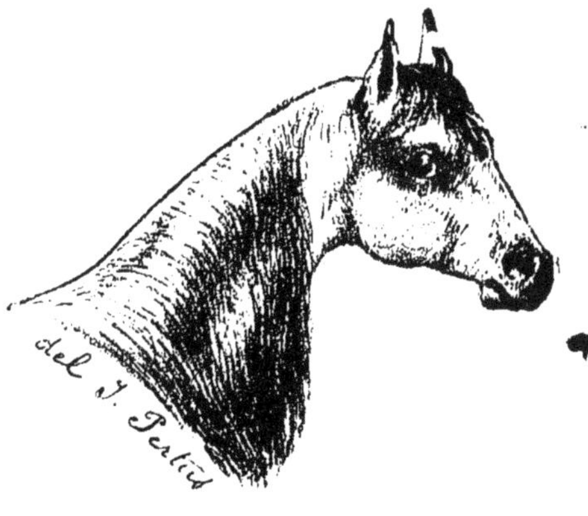

Fig. 11. — Encolure pendante.

L'encolure pendante (fig. 11) est due à une accumulation de matières graisseuses, qui entraîne, sur l'un ou l'autre côté, une déviation de son bord supérieur. L'union de l'encolure avec le poitrail doit s'effectuer insensiblement, mais elle s'effectue souvent avec une dépression plus ou moins profonde, que l'on nomme *coup de hache*.

L'encolure est *fausse ou mal sortie*, lorsqu'elle semble s'implanter brusquement dans le poitrail et les épaules. Elle est dite *bien sortie* dans le cas contraire.

Gorge. — C'est la partie supéro-inférieure de l'encolure. Sa compression provoque la toux.

Crinière. — La crinière occupe le bord supérieur de l'encolure ; les crins qui la composent varient beaucoup comme couleur, comme longueur et comme finesse. Les crins fins et peu abondants indiquent un animal de race ; s'ils sont épais et très abondants, ils trahissent une origine commune.

Suivant le caprice du propriétaire de l'animal ils sont souvent taillés de façon différente, *ras* ou *en brosse*, ou bien cette taille a été effectuée dans le but de rendre plus dégagé un animal à encolure épaisse. A quelques centimètres du bord inférieur de l'encolure et parallèlement à ce bord, existe une dépression, plus ou moins accentuée, au fond de laquelle sont logées la veine jugulaire et l'artère carotide : c'est la gouttière jugulaire, sur le trajet de laquelle on peut observer les cicatrices résultant de la blessure de la flamme par la saignée.

III. — Garrot.

Il fait suite au bord supérieur de l'encolure et a pour base les apophyses épineuses des vertèbres dorsales.

Le garrot doit être *élevé* et *sec* (fig. 12), c'est-à-dire peu chargé de parties molles. Un *garrot gras*

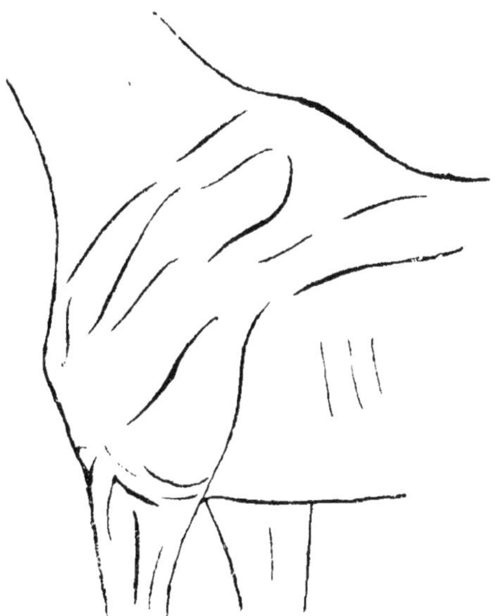

Fig. 12. — Garrot élevé et sec (d'après E. Alix).

est plus susceptible d'être blessé par le harnais, or les blessures de cette région sont très dangereuses et susceptibles de complications qui peuvent entraîner l'abatage du sujet.

IV. — Dos.

Lorsque le dos est bien conformé, il ne présente qu'une courbure légère (fig. 13). Si cette courbure

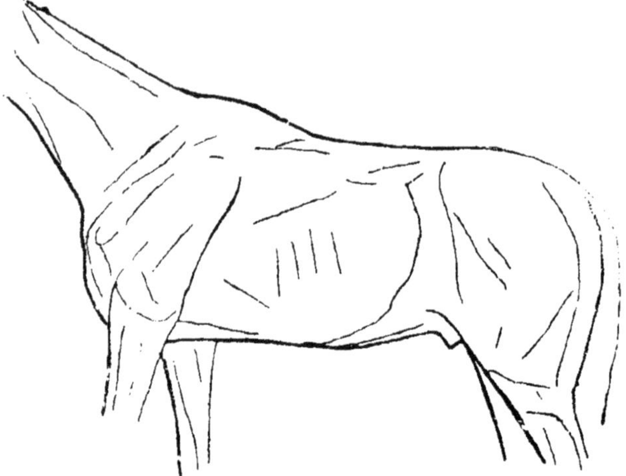

Fig. 13. — Dos bien conformé (d'après E. Alix).

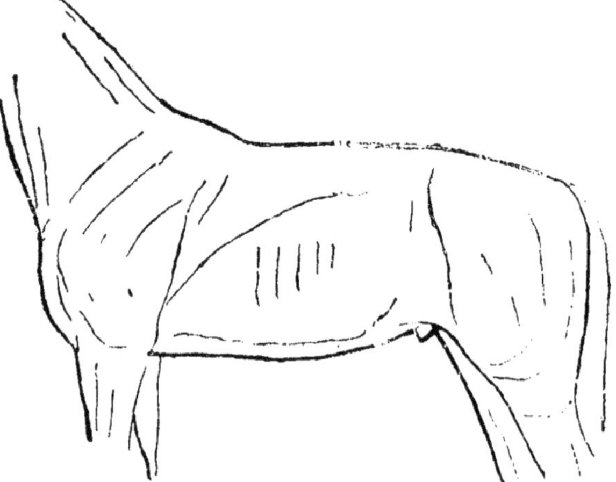

Fig. 14. — Dos de mulet (d'après E. Alix).

s'accuse dans le sens de la hauteur, c'est-à-dire si le dos est fortement convexe, *dos de mulet*

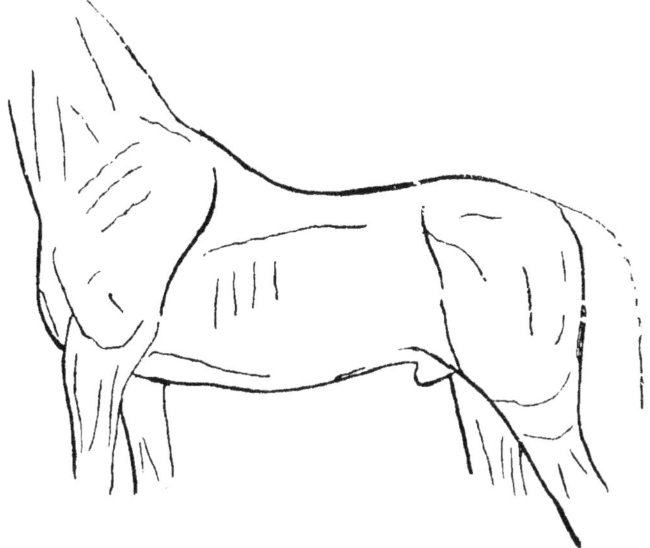

Fig. 15. — Dos creux [cheval ensellé] (d'après E. Alix.)

(fig. 14), l'animal a une grande force pour porter,

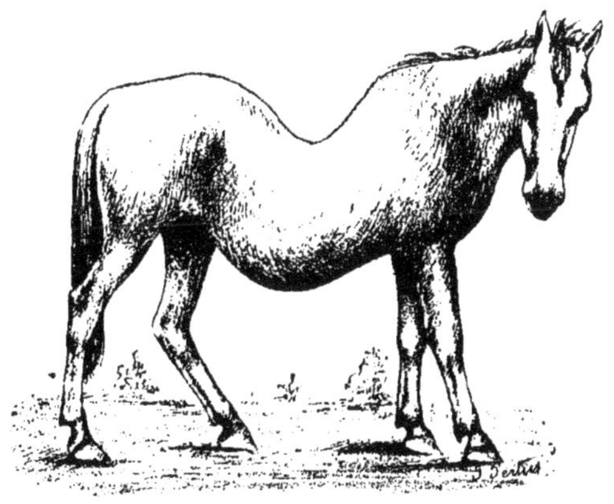

Fig. 16. — Ensellement extraordinaire et congénital.

mais ses réactions sont très dures pour le cavalier ; cette conformation est de plus fort désagréable à l'œil.

Si, au contraire, la conformation opposée se présente, le cheval est dit *ensellé* (fig. 15) ; en ce cas les réactions sont plus douces, mais l'animal se ressent d'une affectation régulière à la selle, surtout lorsque la personne qui le monte est d'un poids élevé. Nous donnons ci-contre (fig. 16) un type de cheval ensellé à l'excès par conformation congénitale.

Le dos est *long* ou *court* suivant qu'il possède l'une ou l'autre de ces proportions, dont il faut rechercher l'intermédiaire.

V. — Reins.

Ils participent à la conformation et aux proportions du dos ; ils ont pour base les vertèbres lombaires.

C'est sur les reins qu'on exerce habituellement une pression dans le but de s'assurer de leur souplesse ou de leur raideur, et de reconnaître ainsi si l'animal est en bonne santé ou malade.

Lorsque la flexion provoquée s'effectue d'une façon exagérée et s'accompagne d'une plainte ou d'un gémissement, c'est ordinairement un signe d'affection de poitrine.

Le cheval qui a un *tour de reins* présente, même au pas, un déplacement très prononcé de la croupe dans le sens horizontal.

VI. — Croupe.

La croupe forme réellement le premier rayon des membres postérieurs ; elle comprend toutes les parties postérieures du tronc, jusqu'à la cuisse.

La croupe double (fig. 17) se rencontre chez les animaux très musclés, fortement charnus. Elle semble séparée en deux parties, par le sillon qui divise son contour, sur le milieu de l'épine sacrée. Elle est dite *tranchante, croupe de mulet* (fig. 18), quand les masses musculaires, peu développées, forment un plan incliné de chaque côté de l'épine sacrée.

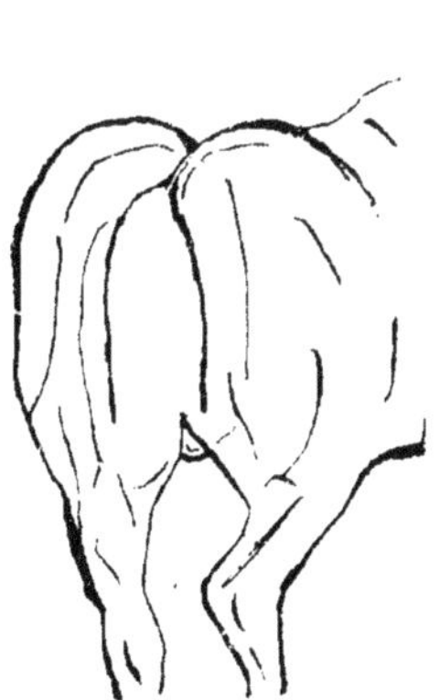

FIG. 17. — Croupe double.

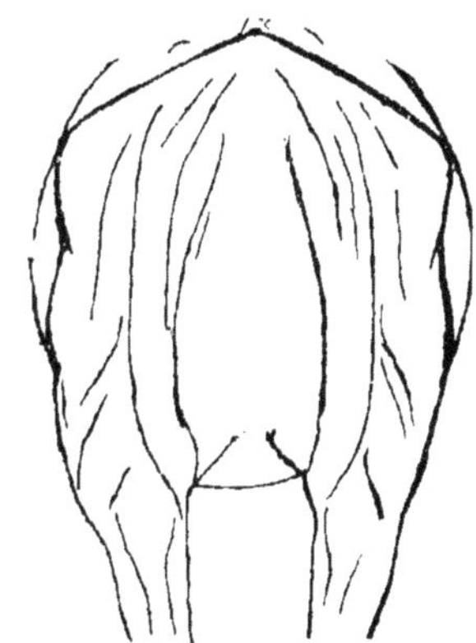

FIG. 18. — Croupe tranchante.

Cette forme, peu élégante, se rencontre souvent chez des chevaux très énergiques ; elle est caractéristique dans les races barbe et espagnole.

La direction typique de la croupe est l'horizontale, (fig. 19).

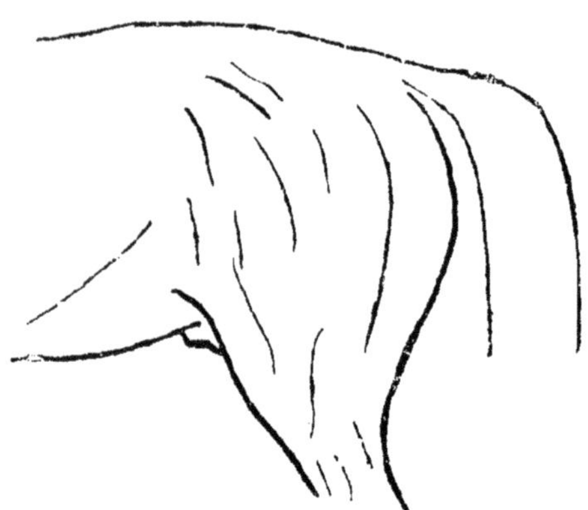

FIG. 19. — Croupe horizontale.

On la désigne sous le nom de *coupée*, *avalée* lorsqu'elle s'abaisse fortement (fig. 20).

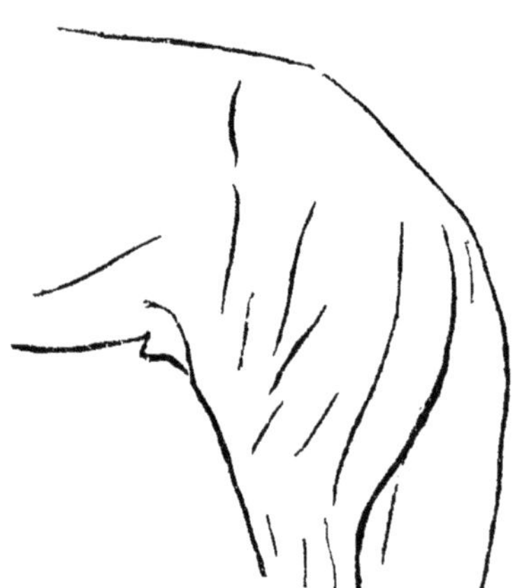

FIG. 20. — Croupe avalée.

VII. — Hanche.

La hanche se confond avec la croupe ; on désigne sous ce nom la saillie, formée par l'ilium, qui borne celle-ci dans la partie antérieure.

La hanche doit être peu saillante ; sa proéminence (*cheval cornu*) est non seulement désagréable à l'œil, mais elle expose l'animal à des heurts qui peuvent déterminer la fracture, suivie de raccourcissement, de l'ilium. Lorsque cet accident se produit, l'animal est dit *épointé, éhanché*.

VIII. — Queue.

La queue termine la partie postérieure du tronc et a pour base les vertèbres coccygiennes.

Les crins qui la garnissent, de couleur variée, sont plus ou moins soyeux et abondants ; leur longueur varie aussi, suivant les sujets.

Le tronçon qui les supporte est parfois raccourci dans des proportions notables, suivant le caprice du propriétaire de l'animal ; on dit alors que le cheval est *écourté*.

Si les crins sont entiers et le tronçon intact, il est dit *à tous crins*.

La queue en *catogan* est coupée très court ; lorsque cet organe, pour une cause quelconque, se montre dépourvu de crins, on l'appelle *queue de rat*.

La jument destinée à la reproduction ne doit pas être soumise à l'amputation de la queue, car devant pâturer une grande partie de l'année avec son poulain, l'intégrité du tronçon et la longueur des crins permettent une défense plus efficace contre les mouches et les insectes qui excitent l'animal par leurs piqûres.

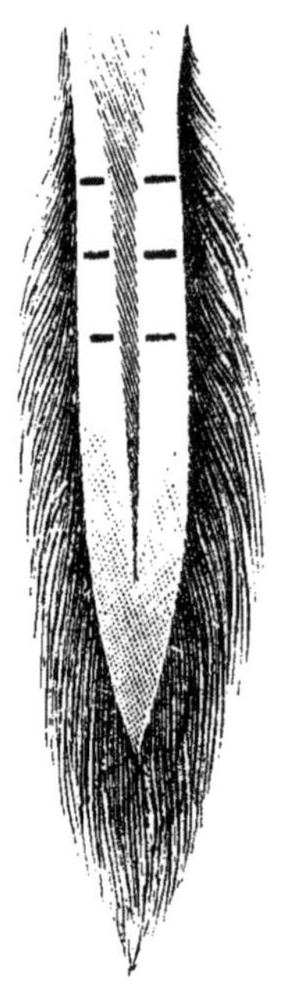

Fig. 21. — Incisions pour la myotomie coccygienne. Procédé ordinaire à 3 incisions transversales de chaque côté (d'après Signol).

La queue, pour être bien attachée, doit partir aussi haut que possible de la croupe. Par la gracieuseté de cette attache et de son port, elle participe à l'élégance du cheval, tout en caractérisant son énergie : aussi le port de la queue a-t-il été recherché artificiellement, et obtenu par l'opération dite de la *queue à l'anglaise*. Cette opération consiste dans la section des muscles abaisseurs de l'organe, de façon à laisser agir seuls les muscles releveurs (fig. 21).

Cette opération est du ressort du vétérinaire.

Quelle que soit l'importance de la section de la queue, l'ablation doit toujours avoir lieu au niveau d'une articulation coccygienne, afin de simplifier l'opération, et d'éviter des complications de gangrène, qui peuvent nécessiter une nouvelle amputation.

Le cheval vigoureux oppose toujours une forte résistance au relèvement de la queue ; il en est tout au contraire d'un cheval mou.

La jument chatouilleuse, pisseuse, agite presque continuellement la queue, surtout lorsqu'elle prévoit le contact de l'homme ou de ses semblables.

Enfin, la queue peut être le siège de démangeaisons, alors les crins se montrent plus clairsemés, ébouriffés et comme usés à leur extrémité, par les frottements réitérés qu'effectue l'animal contre les parois de sa stalle.

IX. — Anus.

Chez l'animal jeune, l'anus est saillant et son pourtour présente un bourrelet formé par le muscle sphincter.

Avec l'âge cette saillie disparaît, l'organe devient flasque et même béant, défaut grave, surtout lorsqu'il est le résultat de la maladie.

Chez les chevaux blancs, l'anus présente souvent à son pourtour, et même à l'intérieur, des tumeurs de proportions variables, de couleur bleuâtre ou noire, que l'on nomme *mélanoses* ou tumeurs *mélaniques*, que l'on trouve également au fourreau, et qui sont parfois disséminées en assez grande abondance dans l'intérieur du corps.

X. — Périnée. — Rafé.

Périnée. — Le périnée est l'espace compris entre les cuisses depuis l'anus jusqu'aux organes génitaux, sur lequel la peau est très fine et dépourvue de poils.

Il recouvre, chez le mâle, une partie du trajet du

canal de l'urètre, sur lequel s'effectue l'opération de l'urétrotomie, qui a pour but l'extirpation du calcul urinaire ; des traces de cette opération peuvent donc s'y rencontrer, mais le fait est très rare.

Rafé. — C'est la petite ligne saillante qui divise verticalement le périnée et qui, chez le mâle, se prolonge sans interruption jusqu'au fourreau.

XI. — Organes génitaux.

MALES

Testicules. — Les testicules, constituant avec la verge les organes mâles, sont enfermés dans une poche membraneuse très fine que l'on nomme *bourses*.

Lorsqu'ils sont bien développés, c'est un indice de force ; on les trouve volumineux dans les chevaux de race arabe et barbe. Ils ne doivent pas être trop pendants ; cette disposition dans les races ordinaires indique la faiblesse, mais leur rétractation constante vers l'anneau inguinal est un indice de douleurs abdominales. Il ne faut pas confondre cette rétractation avec celle opérée par le froid, qui vide également les bourses.

On trouve quelques chevaux entiers chez lesquels il n'existe qu'un seul testicule et même qui paraissent en être privés complètement ; cette conformation est due à un arrêt dans la descente de l'organe.

Ces animaux sont ordinairement très vifs, très

portés à l'acte de la génération et toujours méchants et indociles.

On désigne sous le nom de *hongre* le cheval privé de ses testicules et *d'entier* celui qui en est pourvu.

Fourreau. — C'est le replis de la peau qui renferme la verge ; pour être bien conformé, il doit être ample ; il l'est toujours chez les chevaux entiers mais il se rétréeit quelquefois chez les chevaux hongres, surtout quand ils présentent la conformation du ventre levretté.

Le fourreau est le siège *de fics* et aussi de tumeurs mélaniques plus ou moins développées.

Verge. — La verge doit toujours apparaître à l'entrée du fourreau et sortir en partie pendant la miction de l'urine.

La verge peut être *pendante* et frappée d'une sorte de paralysie ; ce défaut désagréable à l'œil, gêne beaucoup le cheval dans ses allures.

FEMELLES

Vulve. — C'est l'orifice extérieur de l'appareil génital. Située en-dessous de l'anus, elle en est séparée par le rafé ; son développement est en raison directe du nombre de portées qu'a effectuées la jument.

Elle présente deux lèvres et deux commissures ; c'est à la commissure inférieure qu'est situé le clitoris, organe érectile de la femelle.

Les lèvres de la vulve peuvent présenter des taches de ladre.

Mamelles. — Les mamelles, situées à la région inguinale, comme les testicules, forment deux éminences très apparentes quand elles sont développées par la lactation ; il en est de même du trayon affecté à chacune d'elles. Ce développement disparaît presque totalement après le sevrage mais les mamelles et les trayons sont toujours plus apparents qu'à l'état normal, présenté par la jument qui n'a jamais été saillie.

Elles sont rarement le siège d'induration, contrairement à ce qui se passe chez les ruminants.

XII. — Ventre.

Son développement doit être moyen ; s'il acquiert de fortes proportions on dit qu'il est *avalé* (fig. 22), conformation assez fréquente chez les chevaux

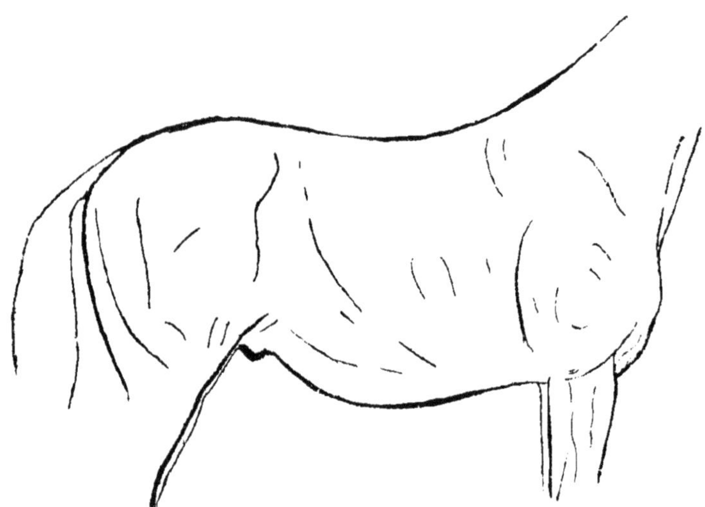

Fig. 22. — Ventre avalé (d'après E. Alix).

fortement ensellés, et qui indique la mollesse, et un appétit exagéré.

Lorsque au contraire il est très peu développé, on le dit *levretté*, *retroussé*, et l'animal *étroit de*

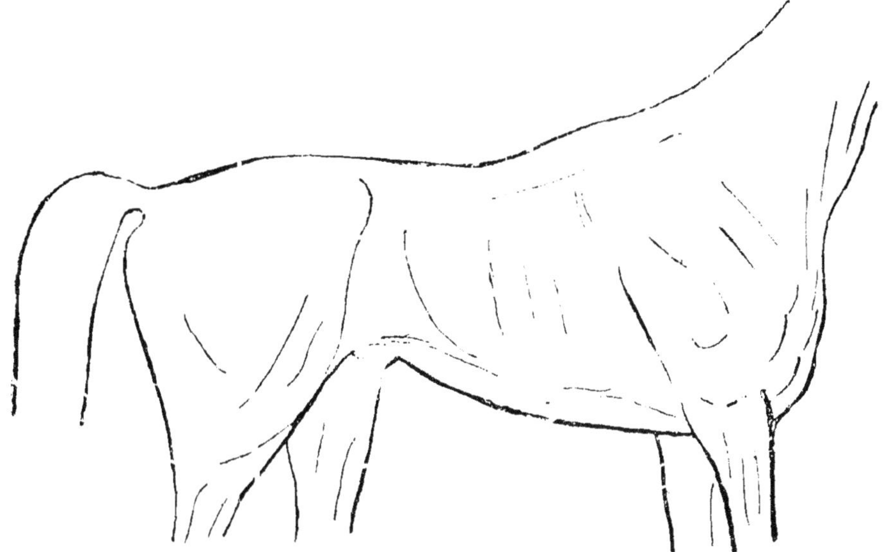

FIG. 23. — Ventre levretté (d'après E. Alix).

boyaux (fig. 23). Le genre de nourriture influe d'ailleurs beaucoup sur le développement du ventre. On rencontre assez rarement, très rarement même, la *hernie ombilicale*.

XIII. — Flanc.

Le flanc est un prolongement du ventre ; sa partie médiane forme une saillie que l'on nomme *corde du flanc* ; la partie légèrement concave située au-dessus et le *creux du flanc*. Lorsque la saillie de la corde du flanc est très prononcée, on dit que le cheval a *le flanc cordé*.

Le flanc *retroussé* accompagne toujours la rétraction du ventre.

La régularité des mouvements du flanc caractérise l'état de santé ; son élévation et son abaissement correspondent aux phénomènes d'inspiration et d'expiration. Lorsqu'après l'exercice l'animal reste longtemps essoufflé, on le dit *souffleur* ou *court d'haleine*.

Dans le flanc de l'animal *poussif* le mouvement d'abaissement, ou expiration, se fait en deux temps, c'est-à-dire qu'il est interrompu par un léger mouvement d'élévation suivi d'un brusque abaissement qui constitue le *coup de fouet* caractéristique de l'emphysème pulmonaire. La pousse s'accompagne d'une toux sèche, fréquente, brève-avortée.

XIV. — Côtes.

Leur plus ou moins de courbure est une variante pour la capacité de la cage thoracique. Elles sont dites *rondes* ou *plates*, suivant qu'elles présentent l'une ou l'autre de ces conformations, dont l'exagération est un défaut. On ne signale sur la région des côtes que des traces de blessures occasionnées par le harnais.

XV. — Ars. — Inter-ars.

Ars. — L'ars sépare le poitrail de l'avant-bras ; c'est le point d'union du membre antérieur avec le tronc. Lorsque dans les grandes chaleurs l'animal est blessé, présente une sorte d'usure de la peau, due au frottement des plis de celle-ci, on dit qu'il est *frayé aux ars.*

Inter-ars. — C'est l'espace compris entre les deux ars ; il se confond avec le poitrail.

Passage des sangles. — Placé à la suite de l'inter-ars, au niveau du coude, il ne présente de particulier que les blessures dues à l'action de la sangle trop serrée.

XVI. — Poitrail.

Ses proportions sont en raison directe du développement de la cage thoracique et des masses musculaires de la région. On doit le rechercher large et bien musclé (fig. 24), car cette disposition est un indice de force et de grande capacité de la poitrine. Chez les chevaux de sang, le manque de largeur est compensé par une hauteur plus grande et l'étendue de la respiration reste la même (fig. 25). On rencontre sur le poitrail les cicatrices des sétons, fréquemment placés dans cette région, par besoin ou par convenance.

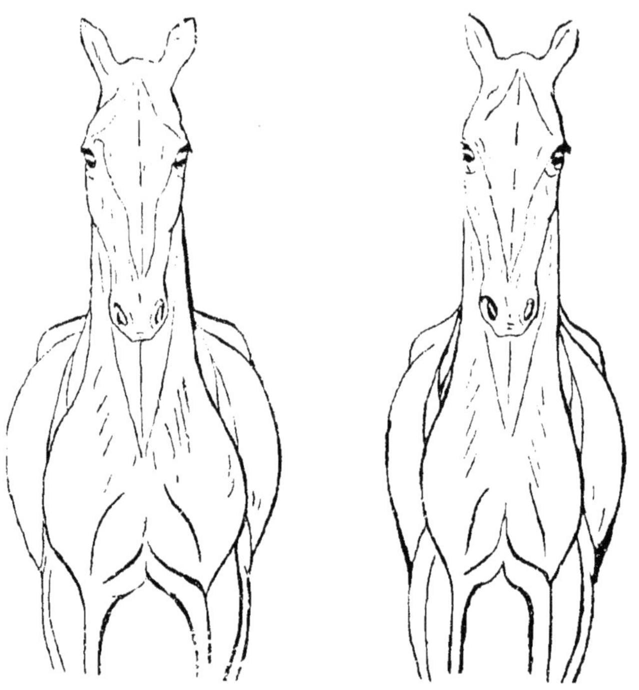

FIG. 24. — Poitrail large. FIG. 25. — Poitrail étroit.
(D'après E. Alix).

XVII. — Membres antérieurs.

Chaque membre antérieur comporte les régions suivantes : épaule, bras, avant-bras, genou, canon, boulet, paturon, couronne et pied.

Épaule et bras. — Ces deux parties sont généralement confondues ; l'articulation de l'épaule avec le bras porte le nom de *pointe de l'épaule*.

L'épaule offrira la conformation la plus parfaite lorsqu'elle sera *longue, oblique* et *sèche* (voir fig. 12).

L'obliquité facilite le déplacement et les allures rapides ; la sécheresse est surtout importante chez le cheval de selle, qui ne doit être surchargé de muscles dans aucune de ses régions.

Chez les chevaux de gros trait, on recherchera au contraire le développement des muscles, plutôt que le plus ou moins de longueur et d'obliquité de l'épaule, car ce développement indique une grande force.

Coude. — L'extrémité postérieure du bras correspond au coude, qu'elle constitue avec la partie supérieure de l'avant-bras. Le coude présente assez souvent une tumeur molle, d'un certain volume que l'on nomme *éponge* (fig. 26), et qui est produite par le contact de cette région avec le talon du fer (éponge du fer), chez les animaux qui ont l'habitude de se coucher en vache, c'est-à-dire le canon replié en dessous de l'avant-bras.

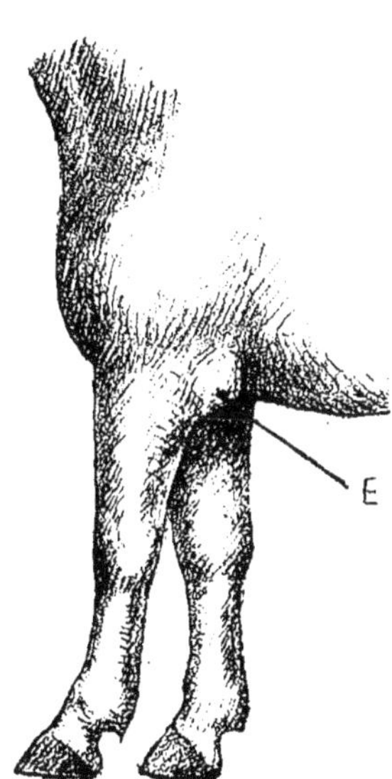

Fig. 26. — Éponge.

Avant-bras. — Situé entre le bras et le genou,

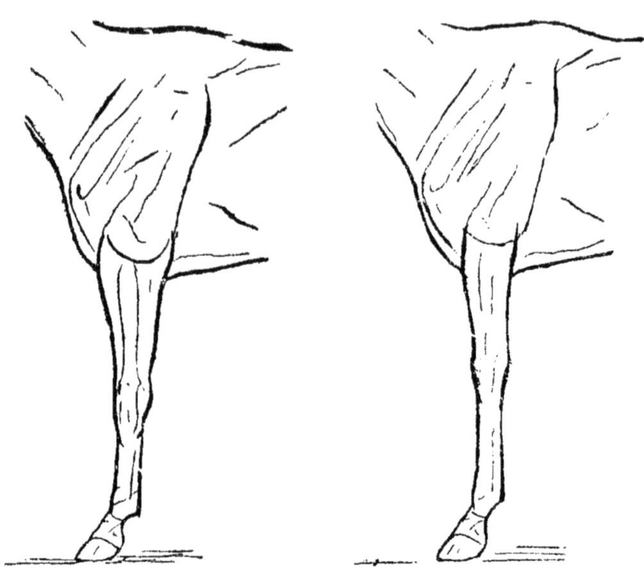

Fig. 27. — Avant-bras musclé. Fig. 28. — Avant-bras grêle.
(D'après E. Alix).

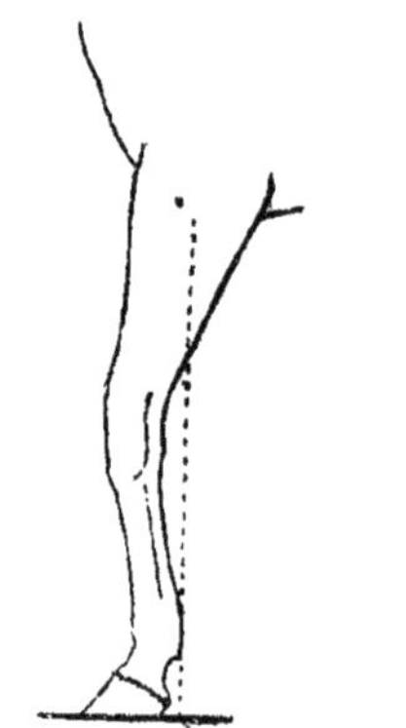

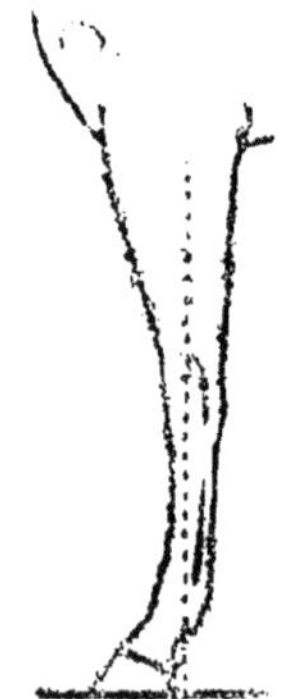

Fig. 29. — Genou arqué. Fig. 30. — Genou creux.
(D'après E. Alix).

il doit être aussi long et aussi musclé que possible (fig. 27). Sa longueur, en reportant très loin l'appui du membre, rend l'allure beaucoup plus allongée. Sa musculature développée est un indice de force. L'avant-bras est dit *grêle* (fig. 28) ou *musclé*, suivant qu'il présente l'une ou l'autre de ces conformations.

Genou. — Le genou est situé entre l'avant-bras et le canon ; sa partie postérieure ou *plis du genou* est quelquefois le siège de crevasses douloureuses que l'on nomme *malandres*.

Si le genou est porté en avant, naturellement ou par suite d'usure, l'animal est dit *arqué* (fig. 29) : s'il semble refoulé en arrière, on le désigne sous le nom de *genou creux* (fig. 30).

La déviation en dehors, très rare, le fait désigner *genou cambré* et *genou de bœuf*, si cette déviation s'opère en dedans. L'animal, que sa conformation ou l'usure a rendu arqué, présente peu de solidité sur le train antérieur ; ses chutes sur le genou sont fréquentes et les blessures qui en résultent sont plus ou moins graves selon leur profondeur.

On dit que le cheval est *couronné*, lorsqu'il présente sur cette partie des cicatrices, souvent indélébiles, de cet accident.

Lorsque la plaie de couronnement a été très profonde, les follicules pileux étant détruits, la partie reste dénudée ; si elle offre moins de gravité, les poils repoussent, mais d'une couleur différente, blanche généralement, or cette tare dépréciant beaucoup l'animal, les marchands n'hésitent pas à les teindre de leur couleur primitive. Cette fraude est néanmoins reconnaissable, car les poils ainsi colorés n'ont jamais la direction de leurs semblables.

Nota. — A partir du genou et du jarret, l'extrémité des membres, antérieurs et postérieurs, pouvant être compris dans une même description, nous la donnerons d'autre part.

XVIII. — Membres postérieurs.

Ils comportent les régions suivantes : cuisse, fesse, jambe, grasset, jarret.

Cuisse et fesse. — La cuisse est peu circonscrite et en quelque sorte réunie au tronc ; elle a pour base le fémur et les muscles qui l'entourent. Elle est limitée en haut par la croupe et la hanche, en bas par la jambe et le grasset ; sa partie interne est désignée sous le nom de plat de la cuisse et son bord postérieur constitue la fesse.

La cuisse et la fesse, suivant qu'elles sont plus ou moins rondes et musclées, sont dites *rondes* ou *plates* (fig. 31).

La fesse bien descendue sur la jambe indique beaucoup de force dans le train postérieur (fig. 32). La partie supéro-postérieure, qui fait une saillie assez prononcée chez le cheval peu musclé ou maigre, se nomme *pointe de la fesse*.

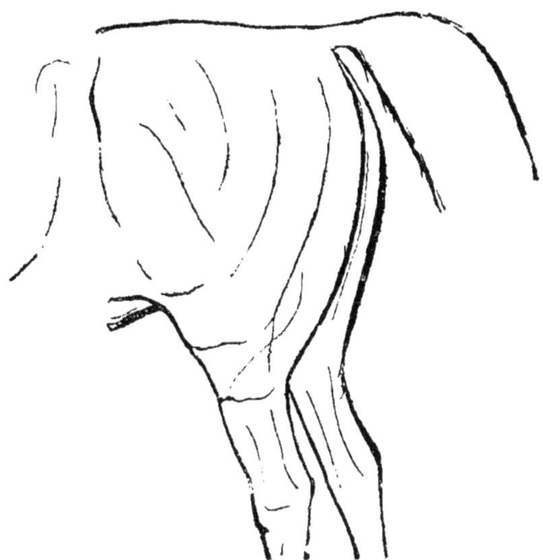

Fig. 31. — Fesse et cuisse longues (d'après E. Alix).

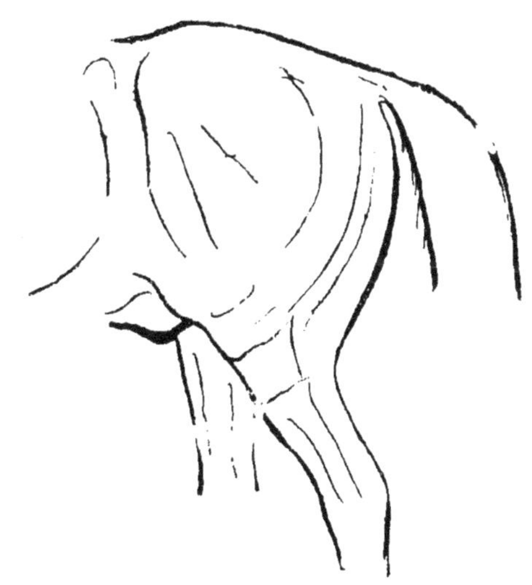

Fig. 32. — Fesse et cuisse rondes (d'après E. Alix).

La cuisse et la fesse peuvent présenter des traces de séton qui mettront en garde contre une boiterie du membre correspondant.

Jambe. — Elle est formée par le tibia et située entre la cuisse et le jarret. Elle est dite *grêle* ou *gigotée*, suivant le développement de ses muscles. Il faut rechercher sa longueur chez les chevaux d'allures vives et la disposition contraire chez les animaux destinés au gros trait.

Grasset. — Le grasset a pour base la rotule et l'articulation de la cuisse avec la jambe. Il est recouvert par le repli de la peau qui semble unir le membre postérieur à l'abdomen et que l'on désigne sous le nom de *plis du grasset*. La rotule peut, par suite d'un relâchement des ligaments articulaires, se déplacer plus ou moins complètement, voire même se fracturer dans certaines conditions accidentelles ; on observe un fort gonflement péri-articulaire, dans le cas d'*hydarthrose* (fig. 33).

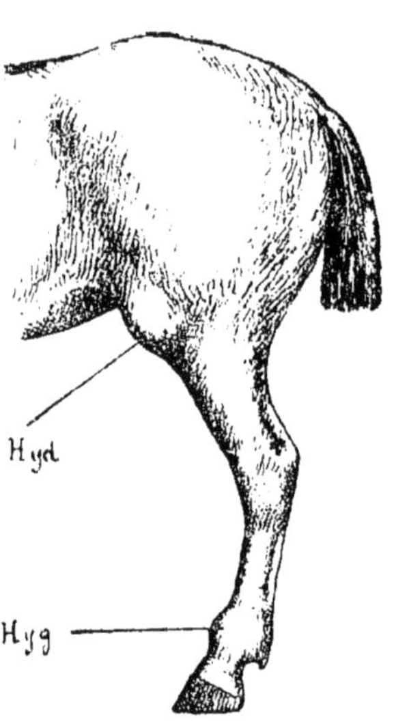

FIG. 33. — Hydarthrose du grasset et hygroma du boulet.

Jarret. — Le jarret est le siège de mouvements

très étendus et le centre des efforts de traction ; par conséquent, il doit toujours présenter des proportions et une netteté aussi parfaite que possible.

On distingue dans le jarret (fig. 34) :

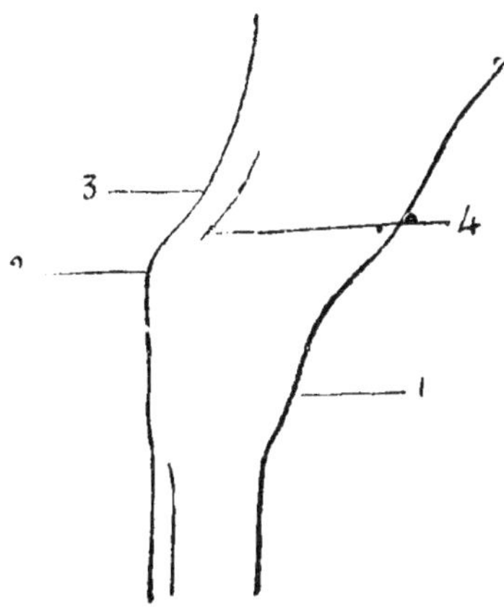

FIG. 34. — Divers régions du jarret.

1° *Un pli* ou partie antérieure qui peut être, comme le genou, le siège de crevasses que l'on nomme *salandres*, il peut aussi présenter une blessure plus ou moins oblique et étendue qui résulte de la *prise de longe* ;

2° *Une pointe* ou partie postérieure, formée par le calcanéum et qui, sous des proportions beaucoup moindres, est quelquefois le siège d'une tumeur molle, *capelet*, de même nature que l'éponge signalée au coude, tumeur due le plus souvent au frottement de la partie contre les parois de la stalle ;

3° *Deux faces latérales* bordées postérieurement par la *corde du jarret*.

Entre la corde et le tibia existe une dépression qui constitue le *creux du jarret*.

Le jarret est dit *empâté* quand il présente une grande épaisseur de la peau et surtout une abondance de tissu cellulaire ; il faut le rechercher aussi large que possible.

L'angle qu'il forme peut être plus ou moins ouvert ; dans le premier cas, le jarret est *droit* (fig. 35), dans le second, il est *coudé* (fig. 36). Ces deux conformations sont défectueuses ; la meilleure occupe l'intermédiaire.

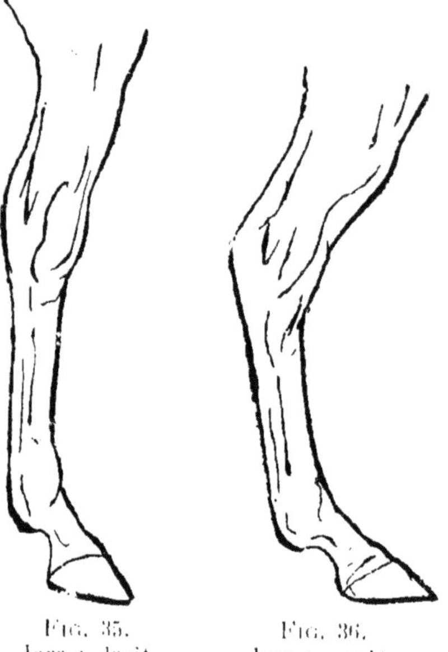

Fig. 35. Jarret droit. Fig. 36. Jarret coudé.
(D'après E. Alix).

Le jarret *coudé* agit plutôt en projetant le corps en l'air, car le ressort formé par l'ensemble des rayons opère la détente dans une direction verticale.

Le jarret *droit* a moins de force d'action ; la détente au lieu de se faire dans le sens vertical a lieu dans une direction oblique et se trouve presque exclusivement employée à porter le corps en avant.

La direction du jarret varie avec la conformation et les aplombs du sujet.

Cette articulation est le siège de diverses tumeurs, osseuses ou molles, dont nous parlerons ailleurs ; on dit le jarret *cerclé* lorsque celles-ci l'entourent.

Canon. — Tendons. — Le canon fait suite au genou et au jarret ; il est plus long dans les membres postérieurs que dans les antérieurs, mais toutes proportions gardées, cette longueur est à rechercher. Sa face postérieure est longée par les tendons fléchisseurs du pied ; ceux-ci doivent être secs, bien détachés et exempts de tout engorgement (fig. 36 A). Leur rétraction, dans les membres antérieurs, détermine la conformation arquée.

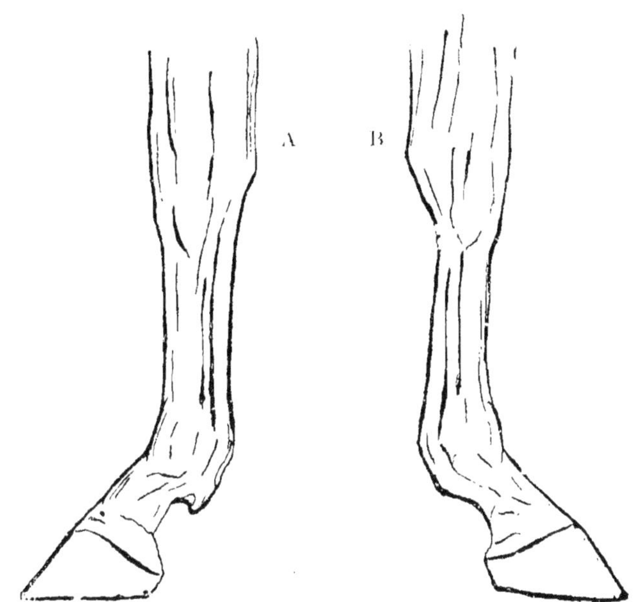

Fig. 37 A. — Tendon bien détaché. Fig. 37 B. — Tendon failli.
(D'après E. Alix).

C'est surtout au point où ils semblent se détacher de l'os suscarpien que leur écartement est à désirer.

On appelle *tendons faillis* (fig. 36 B) ceux qui, vers

ce point, sont appliqués contre le canon. On rencontre dans cette région les suros et les mollettes.

Boulet. — Le boulet est constitué par l'articulation de l'os du canon avec le premier phalangien et les deux sésamoïdes. C'est à partir du boulet que le poids du corps cesse de tendre verticalement vers le sol et se trouve reporté en avant par l'obliquité du paturon.

Le boulet doit son nom à sa forme arrondie.

Lorsque la rétraction des tendons s'effectue, l'angle formé par le boulet et le paturon reporte celui-là en avant et, suivant que ce déplacement est plus ou moins prononcé, on dit le cheval : *droit sur ses boulets* ou *bouleté*.

En arrière du boulet se trouve un bouquet de poils que l'on nomme *fanon* ; l'*ergot* est le petit tubercule corné que recouvre le fanon.

Paturon. — C'est la partie, située entre le boulet et la couronne du pied, qui a pour base le premier phalangien.

Il peut être court, *cheval court-jointé* (voy. fig. 57), alors sa direction est presque verticale ; lorsqu'il est long, *cheval long-jointé* (voy. fig. 56), sa direction se rapproche plus ou moins de l'horizontale.

L'une et l'autre de ces conformations sont défectueuses ; la première, parce que les réactions, résultant du choc des membres sur le sol, ont un retentissement défavorable ; la seconde, parce que l'excès de flexibilité amène la fatigue des tendons et une usure prématurée.

Les chevaux court-jointés ont des réactions dures pour le cavalier alors qu'elles sont très douces lors de conformation contraire, mais dans ce dernier cas on voit l'horizontalité du canon s'accuser au point que le boulet arrive presque à toucher le sol.

Le pli du paturon est le siège des *crevasses* et des *eaux aux jambes* qui, elles, occupent tout le pourtour de la région.

Couronne. — Elle est située à la partie inférieure du paturon et forme le rebord supérieur du sabot. Lorsque les eaux aux jambes existent, on constate, en dehors d'un suintement odorant, que les poils de la couronne sont rassemblés en mèches.

Les plaies contuses de cette région se nomment *atteintes*, on y rencontre aussi *les formes* et un ulcère de la partie antérieure que l'on nomme *crapaudine*.

XIX. — Pied.

L'étude que nous ferons de cet organe, sera limitée à ses parties externes et aux défauts qu'il peut présenter.

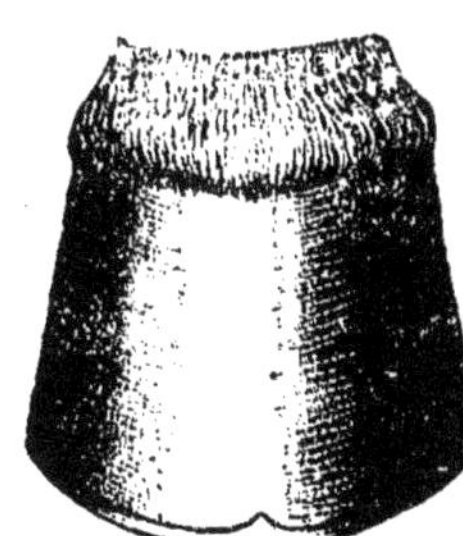

Fig. 38. — Pied antérieur bien conformé.

Le pied antérieur montre, lorsqu'il est bien conformé (fig. 38), une forme assez régulièrement arrondie, alors que le postérieur est beaucoup plus allongé. Il doit être ni *trop gros* ni *trop petit*; son volume d'ailleurs est en proportion avec la race et le développement structural du sujet. Ses parties externes sont : la paroi, la sole et la fourchette.

Paroi. — Formée de corne blanche ou noire, elle doit être régulière, lisse, non cerclée. Les cercles qui peuvent être observés à son pourtour indiquent, lorsqu'ils sont fortement accusés, que l'animal a été atteint de fourbure aiguë. Dans la fourbure chronique la paroi présente une déformation très accusée et cette tare rend le cheval impropre à un service actif.

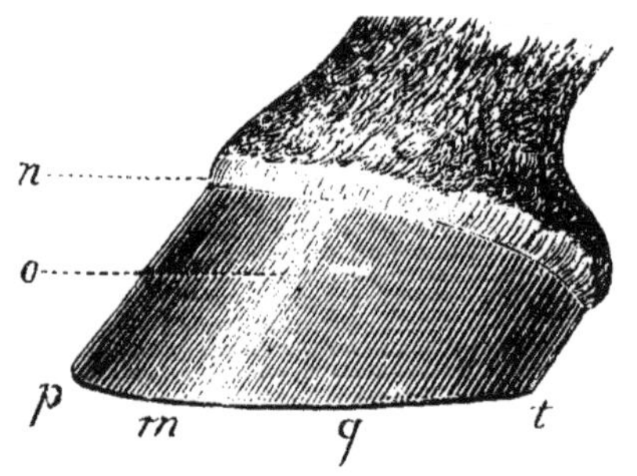

FIG. 39. — Sabot.
n, penople ; *o*, paroi ; *p*, pince ; *m*, mamelle ; *q*, quartier ; *t*, talon ; *n*, bourrelet.

La paroi présente un bord supérieur en rapport avec la couronne et qu'on nomme *bourrelet* (fig. 39 *n*) ; un bord inférieur, divisé en un certain nombre de régions égales qui, en allant du milieu de la pointe du pied aux talons, sont désignées dans l'ordre suivant : *pince*, *mamelles*, *quartiers*, *talons* (fig. 39).

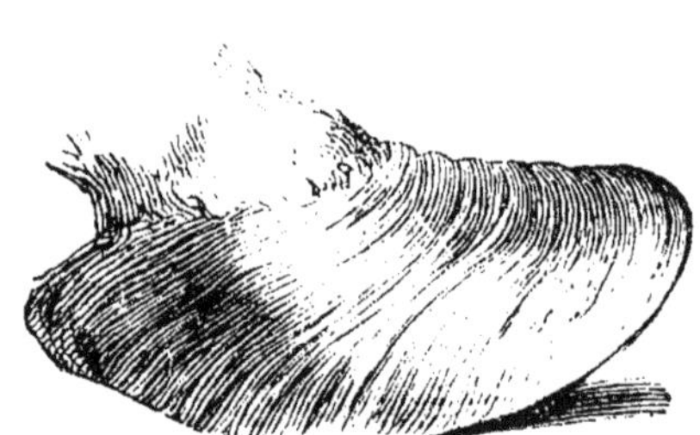
FIG. 39 *bis*. — Fourbure chronique. Pied vu latéralement.

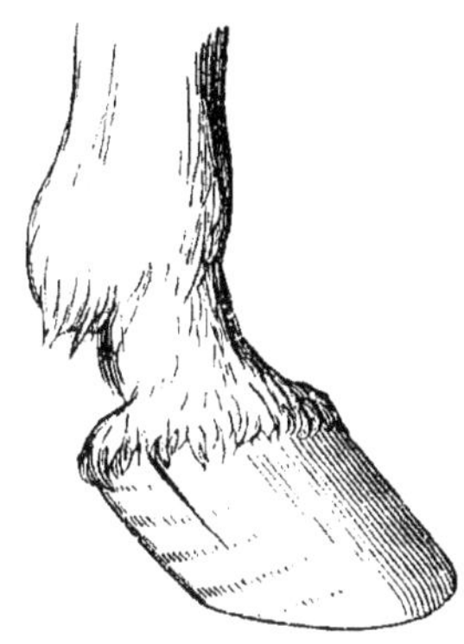

FIG. 40. — Seimes.

Les seimes (fig. 40) observées sur la paroi prennent le nom des régions dans lesquelles elles sont visibles ; on les rencontre plus rarement dans les pieds à corne blanche, car cette corne, particulière aux animaux possédant des balzanes, a toujours beaucoup plus de souplesse que la corne noire.

La paroi se contourne en arrière et recouvre les talons en constituant les *arcs-boutants*.

Sole. — C'est la partie inférieure du sabot (fig. 41). Cette plaque cornée doit présenter un creux assez prononcé mais elle est souvent plate, *pied*

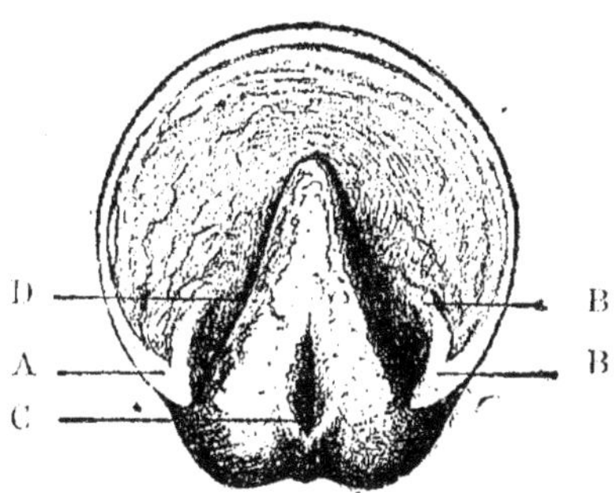

FIG. 41. — Sole.
A, arc-boutant; BB, barres; C, lacune médiane; D, lacune latérale.

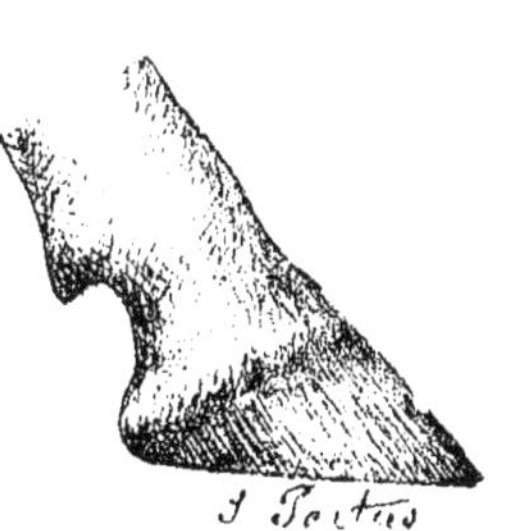

FIG. 42. — Pied plat, talon bas.

plat, ou plus ou moins bombée, *pied comble*. Lorsqu'elle est bombée on trouve quelquefois, dans la région située au niveau des mamelles, de chaque côté de la fourchette, une saillie prononcée de la corne, que l'on désigne sous le nom d'*oignon*. Cette conformation et cette tare sont très préjudiciables et ne permettent que difficilement l'utilisation du cheval à renfort de soins et de ferrures appropriées. Le pied plat et le pied comble existent concurremment avec des talons bas (fig. 42) et sont l'apanage des races du Nord ; tous deux sont sujets aux bleimes.

Fourchette. — Située entre les talons, elle est formée par une masse de corne ressemblant à un fer de lance, l'extrémité tournée en avant, et constitue une sorte de coin qui maintient l'écartement des talons et concourt à l'appui et à la stabilité du pied (fig. 43).

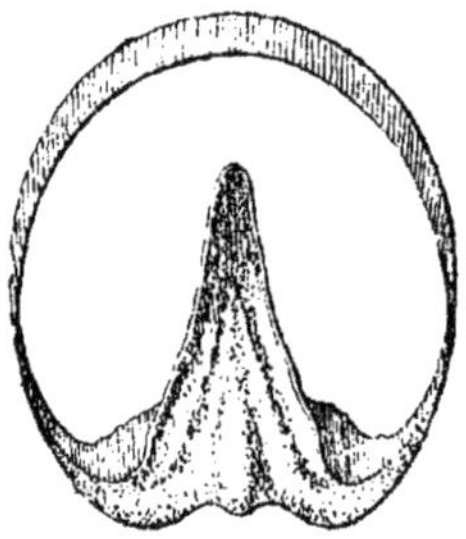

Fig. 43. — Fourchette.

Elle est l'enveloppe protectrice de cette partie interne du pied que l'on nomme coussinet plantaire.

Il faut toujours rechercher le développement et l'intégrité de la fourchette et exiger de son maréchal qu'il n'enlève, lors de la ferrure, que la plus petite quantité possible de corne.

La fourchette est dite *échauffée*, lorsqu'elle présente moins de consistance, qu'elle est ramollie par un suintement nauséabond. La fourchette échauffée est le résultat d'un séjour prolongé du pied sur le fumier, sur une litière pourrie ou rarement renouvelée.

Le *crapaud* est une affection particulière, d'origine parasitaire, croit-on, qui intéresse à la fois la fourchette et une partie de la sole et qui présente une très grande gravité. La corne est ramollie, décolorée ; elle semble macérée par un liquide grisâtre fortement odorant. Le crapaud s'observe surtout aux pieds postérieurs, mais il peut s'étendre aux deux bipèdes.

DÉFECTUOSITÉS DU PIED

Ces défectuosités résident dans la forme et les proportions de l'organe.

Celui-ci peut être *trop petit* ou *trop grand*, ou encore *inégal* dans un même bipède.

Les talons peuvent être *trop bas* (voir fig. 42) ou *trop hauts* (fig. 44) ou *encastelés*, c'est-à-dire serrés l'un contre l'autre (fig. 45).

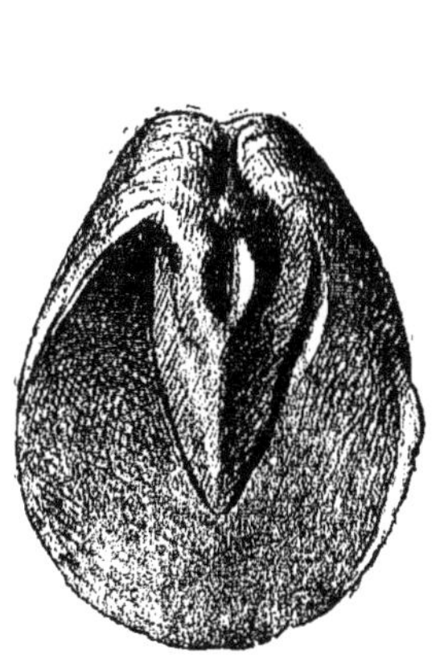

Fig. 44. — Pied plat à talons serrés.

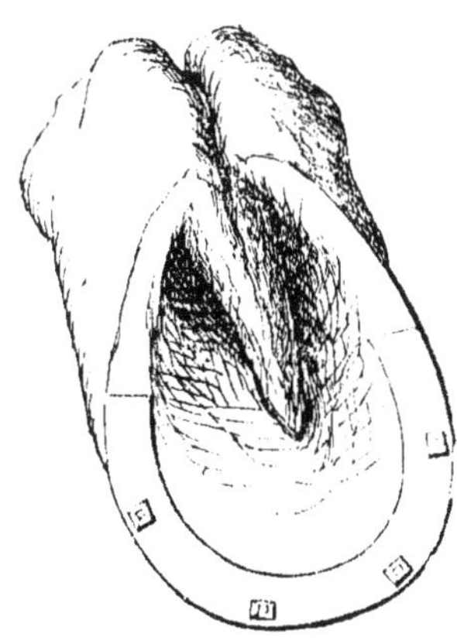

Fig. 45. — Pied encastelé.

Il est à remarquer que le resserrement des talons, dans l'encastelure, est toujours plus accentué d'un côté, de sorte que l'un chevauche l'autre et la paroi correspondante s'incurve plus fortement à partir des mamelles. Ce resserrement typique s'apprécie facilement en examinant les pieds par derrière le cheval. Disons que l'encastelure ne s'observe qu'aux pieds antérieurs, ce qui n'enlève rien à la gravité de cette conformation qui doit faire rejeter les chevaux qui la présentent.

De même que les talons bas, les talons hauts sont l'apanage de certaines races.

Pied pinçard. — C'est celui qui effectue l'appui uniquement en pince *cheval pinçard* (fig. 46) ; ce

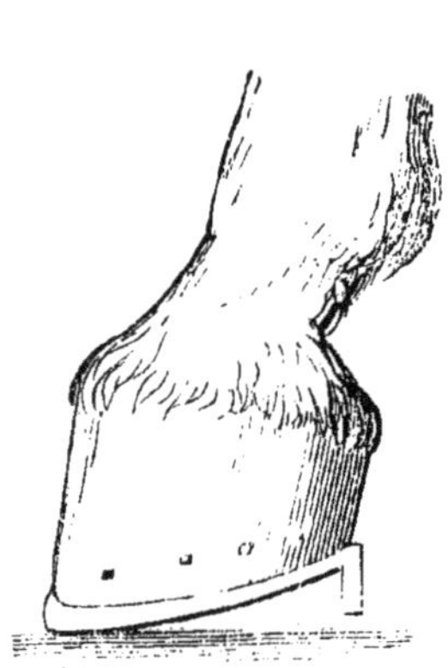

Fig. 16. — Pied pinçard.

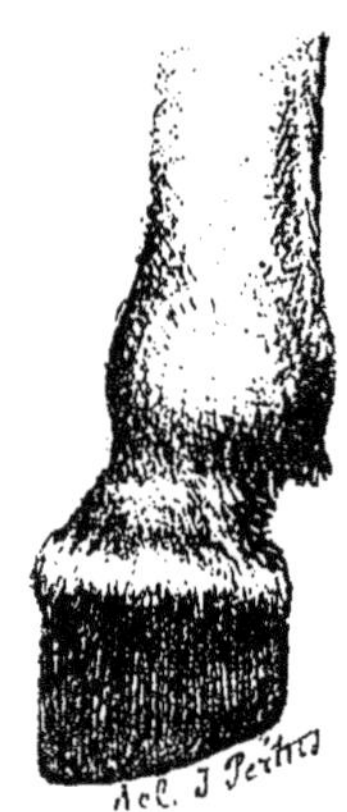

Fig. 17. — Pied bot.

défaut exclusivement observé sur les pieds postérieurs nuit à la force et à l'élégance du sujet tout en facilitant les glissades et en diminuant de ce fait sa stabilité. Son accentuation constitue le pied dit rampin.

Pied bot. — Très rarement rencontré ; c'est un pied rampin dont les talons, très développés, atteignent les proportions de la paroi dans sa partie antérieure (fig. 47).

II

Tares.

Elles peuvent se diviser en tares dures et en tares molles.

I. — Tares dures.

Membres antérieurs. — Elles sont constituées par des proliférations périostiques ou néo-formations osseuses.

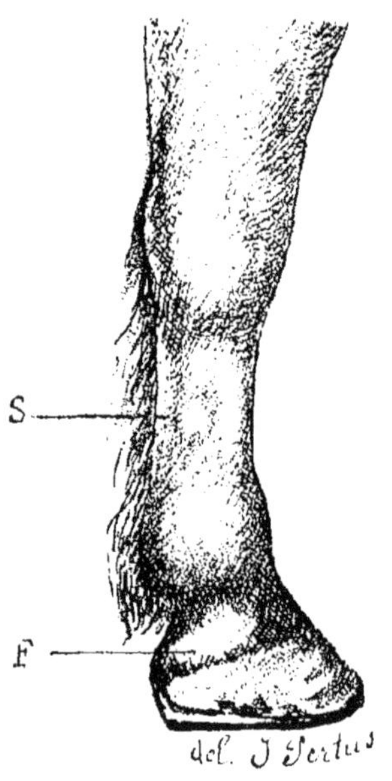

Fig. 48. — Forme coronaire et suros.

Suros. — Les suros (S, fig. 48) s'observent à la face interne et à la face externe des canons. Ce sont de petites tumeurs dures, arrondies présentant en général des proportions limitées; lorsqu'ils s'étendent sur le trajet des tendons, ils gênent le fonctionnement de ceux-ci et provoquent une boiterie.

Formes. — Elles sont situées soit en avant soit en arrière, sur le pourtour de la couronne (F. fig. 48) ; ces dernières proviennent de l'ossification des cartilages complémentaires. Les formes peuvent acquérir d'assez fortes proportions et déterminer des boiteries graves que le feu ne parvient pas toujours à enrayer ; elles sont occasionnées par les chocs du pied sur un terrain dur, et, comme pour les tares osseuses en général, leur développement est favorisé par la tendance héréditaire.

Membres postérieurs. — C'est le jarret qui présente le plus grand nombre et la plus grande diversité de tares.

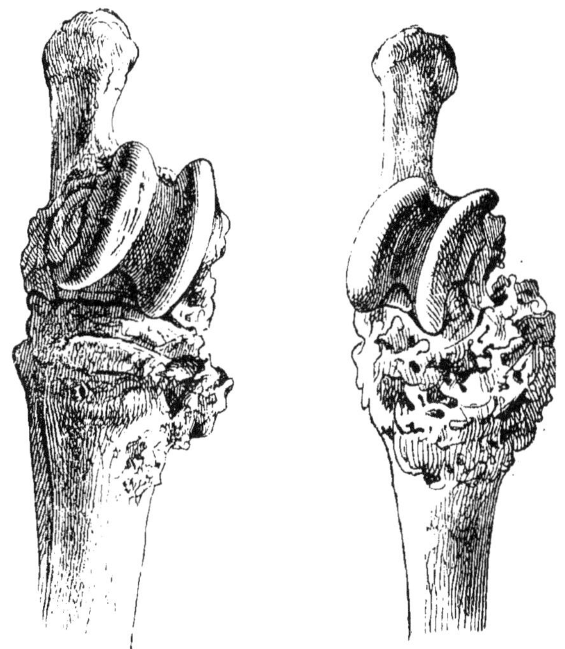

Fig. 49. — Éparvin (d'après Signol).

Éparvin calleux. — Tumeur occupant la face interne et la partie inférieure du jarret (fig. 49).

Il existe une autre sorte d'éparvin dit *sec* que l'on a attribué à une usure des surfaces articulaires, mais à laquelle plusieurs autres origines ont été affectées, sans que l'on soit absolument fixé sur ce point ; il ne se traduit par aucune tumeur.

Le cheval atteint d'éparvin, quel qu'en soit le genre, relève le ou les membres avec une flexion brusque ; dans l'éparvin sec il n'y a pas à proprement parler de boiterie, mais une accentuation peut-être plus marquée de cette flexion, qui semble disparaître après un certain temps d'exercice.

Courbe, Jarde. — Ces deux tumeurs occupent : l'une la partie supérieure et interne du jarret (courbe), l'autre la partie supérieure et externe

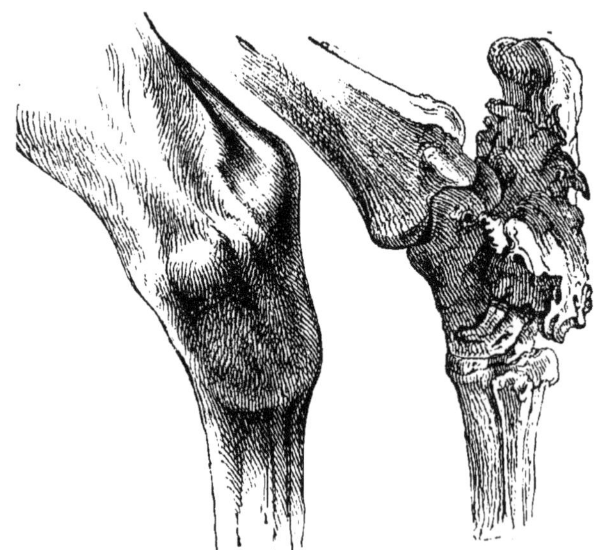

Fig. 50. — Courbe et Jarde (d'après Signol).

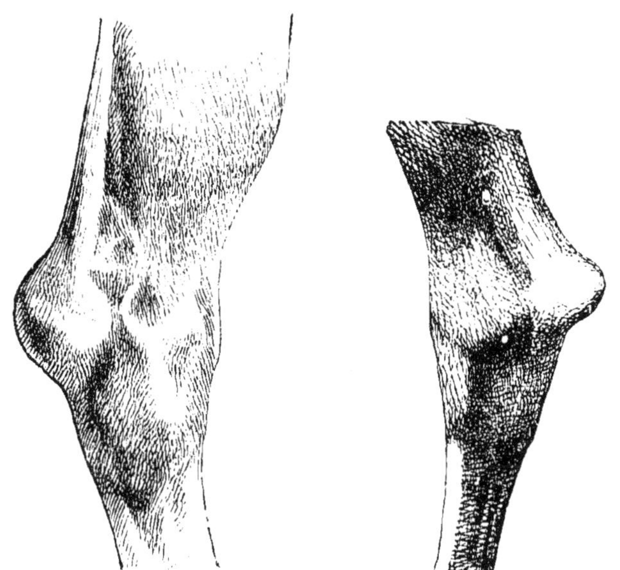

FIG. 51. — Capelet.

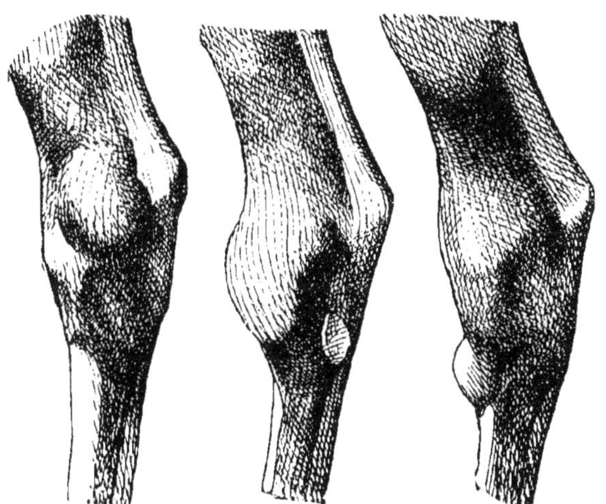

FIG. 52. — Vessigons (d'après Signol).

(fig. 50). Elles peuvent déterminer également une assez forte boiterie par la gène qu'elles apportent dans le fonctionnement du jarret.

Le Jardon est placé à la partie inférieure et externe de cette articulation.

II. — Tares molles.

Elles sont communes aux deux bipèdes.

L'Éponge (voy. fig. 25) et le capelet (fig. 51) ont été décrits précédemment.

Vessigons. — Ce sont des proéminences arrondies produites par le gonflement inflammatoire des synoviales articulaires (fig. 52).

Mollettes. — Elles sont de même nature que les vessigons, mais intéressent les synoviales tendineuses (fig. 53).

On désigne sous le nom de *vessigons* ou *mollettes chevillées* celles de ces tumeurs qui se présentent au même niveau, de chaque côté de l'articulation. Elles sont *indurées* à l'état chronique, et traduisent au toucher une sensation de dureté plus ou moins accentuée.

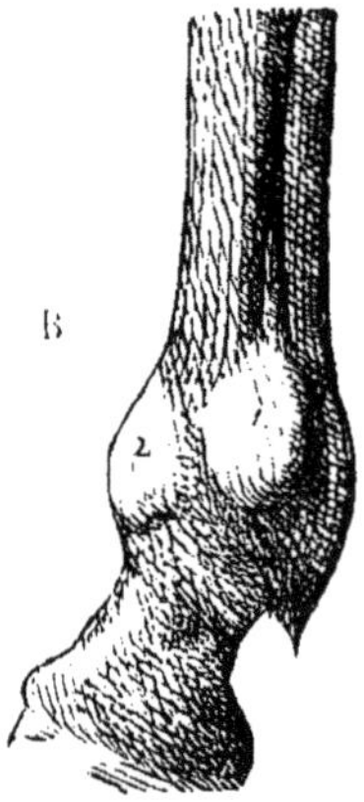

Fig. 53.
1. Molette tendineuse.
2. Hygroma du boulet.

Hydarthrose du grasset. — Elle est constituée par le gonflement de l'articulation fémoro-tibio-rotulienne (voy. fig. 32).

Hygroma du boulet et du genou. — Tumeurs molles résultant de l'inflammation des synoviales tendineuses de ces régions (voir fig. 53).

III

Allures.

Nous ne donnerons des allures que la description nécessaire à les différencier, sans nous étendre sur leur mécanisme, d'ailleurs très compliqué.

Pas. — Cette allure trop connue pour nécessiter une description est peu variable. Le *pas relevé* fait entendre, comme dans le pas ordinaire, quatre battues qui ont lieu dans le même ordre, mais qui sont plus précipitées et ne présentent pas la même régularité dans les espaces qui les séparent.

Trot. — Le trot est la plus belle des allures ; c'est celle, à notre avis, dont on devrait cultiver le développement d'une façon presque exclusive. Il est dit *allongé* lorsque, tout en conservant cette allure, l'animal effectue de longues foulées.

Galop. — On distingue :

1° Un *galop de chasse* à trois temps ;

2° Un *galop de manège* à quatre temps ;

3° Un *galop de course* qui constitue l'allure la plus rapide.

Amble. — L'amble est caractérisé par le mouvement de deux pieds appartenant au même bipède latéral, les deux bipèdes latéraux se succédant alternativement sans aucune interruption. C'est une allure très douce, une sorte de bercement, très peu fatigante pour le cavalier ; aussi est-elle recherchée lorsqu'on n'exige pas du cheval une grande rapidité. L'amble est l'allure naturelle du chameau et de la girafe.

Traquenard. — Il présente, comme le pas relevé, une grande rapidité dans les mouvements des membres, peu d'élévation de la masse du corps et un déplacement horizontal analogue à celui du pas. Contrairement à ce qui se passe dans l'amble, les deux membres du même bipède marchent bien ensemble, mais leur battue est séparée par un intervalle très court.

Aubin. — Cette allure défectueuse et fatigante, pour le cheval comme pour le cavalier, présente cette particularité que l'animal galope des membres antérieurs, tandis que les postérieurs conservent le trot. Elle s'observe chez les chevaux fatigués, usés, lorsqu'on réclame d'eux une vitesse qu'ils ne peuvent fournir.

DÉFECTUOSITÉS DES ALLURES

On dit qu'un cheval *billarde* lorsqu'en marchant il jette en dehors les pieds antérieurs.

On dit qu'il *se berce* si, pendant les allures, son corps éprouve un balancement latéral très prononcé.

Cheval qui forge. — Un cheval forge, soit en *éponge* ou *talon*, soit en *voûte*, lorsque la pince du pied postérieur vient frapper le talon ou le bord interne du fer dans l'une ou l'autre de ces parties. L'action de forger indique un manque d'harmonie entre les bipèdes ; la ferrure peut, jusqu'à un certain point, remédier à ce défaut, mais il reparaît presque toujours avec la fatigue d'un exercice violent et prolongé.

Cheval qui harpe ou éparvine. — Cette caractéristique est donnée au mouvement de brusque flexion du jarret chez un cheval atteint d'éparvin sec ou calleux. Le relèvement du membre, la contraction du jarret, est beaucoup plus vive dans le premier cas que dans le second, et, lorsque l'allure se maintient sur un trajet assez important, l'articulation paraît s'affranchir, il semble que l'éparvin sec a cessé d'exister.

Boiteries en général. — Les boiteries, dont l'intensité varie autant que l'origine, constituent les défectuosités les plus graves des allures. Certaines d'entre elles, passées à l'état chronique, ne se traduisent que dans des conditions déterminées ; c'est ainsi qu'un animal peut boiter *à froid* ou *à chaud*, suivant que le fait se produit en sortant de l'écurie ou après un certain temps d'exercice.

IV

Des aplombs.

On a défini les aplombs : la répartition régulière du poids du corps sur les quatre extrémités. Pour se rendre compte des aplombs, il faut placer le cheval sur un terrain plan et le maintenir autant que possible immobile, dans une position où les quatre pieds forment la base d'un rectangle.

MEMBRES ANTÉRIEURS

1° Une verticale abaissée de la pointe de l'épaule

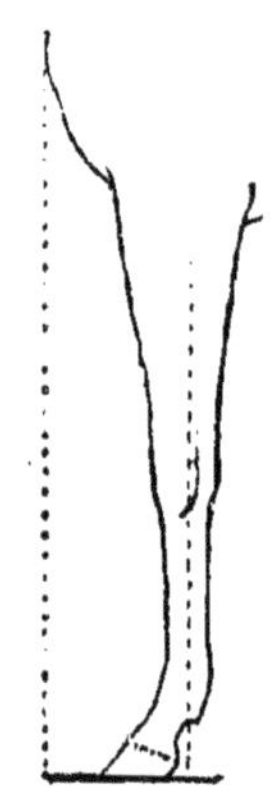

FIG. 54.
Aplomb régulier.

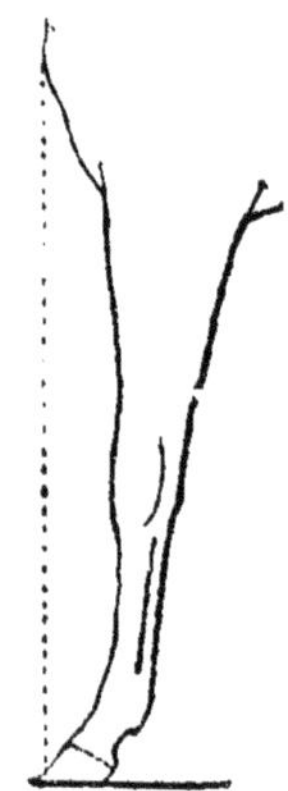

FIG. 55.
Cheval campé du devant.

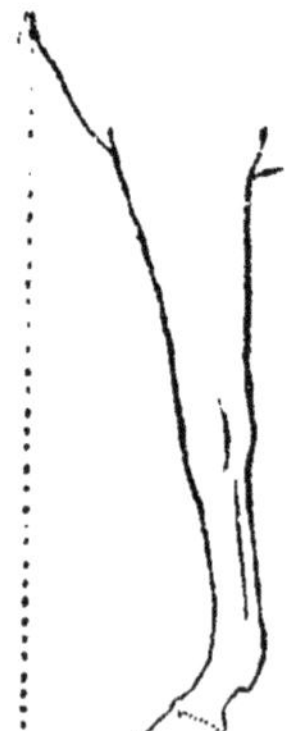

FIG. 56.
Cheval sous lui du devant.

jusqu'au sol doit tomber un peu en avant de l'extrémité de la pince du pied (fig. 54).

L'animal est dit *campé du devant* (fig. 55) si le pied atteint ou dépasse cette ligne, et *sous lui du devant* (fig. 56) si au contraire la pince en est notablement éloignée. De ces deux conformations défectueuses, la première expose le cheval à butter contre les obstacles; la seconde favorise le glissement et la chute en avant;

2° Une verticale, abaissée du tiers postérieur de la partie supérieure et interne de l'avant-bras doit partager également le genou, le canon et le boulet, et rejoindre le sol à une très petite distance en arrière du talon (fig. 54).

Si le genou fait saillie en avant, le cheval est dit : *arqué* ou *brassicourt* (voy. fig. 29), s'il se porte

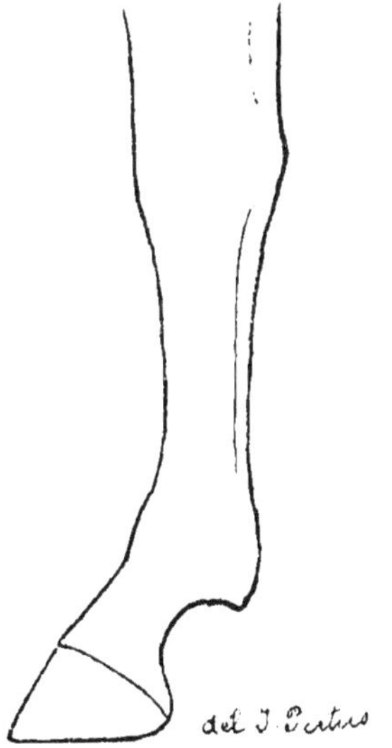

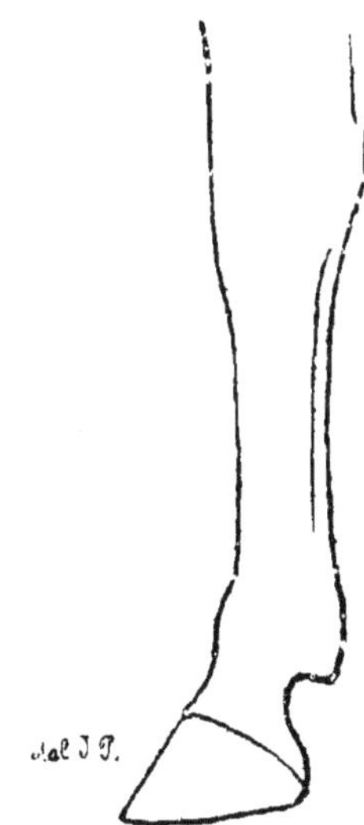

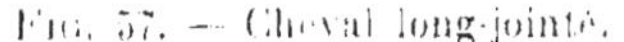
FIG. 57. — Cheval long-jointé.

FIG. 58. — Cheval court-jointé.

en arrière, on le dit : *creux, effacé, genou de mouton* (voy. fig. 30).

Le cheval *long-jointé* (fig. 57) présente un paturon long et la ligne d'aplomb est fortement reportée en arrière.

Le cheval *court-jointé* (fig. 58) a le paturon court et la ligne d'aplomb vient tomber à quelques centimètres en avant du talon. Dans le premier cas, sa direction se rapproche de l'horizontale et dans le second (court-jointé) de la verticale.

Examiné en avant, le bipède antérieur doit présenter l'aplomb suivant :

3° Une verticale abaissée de la partie la plus étroite de la face antérieure de l'avant-bras doit partager toute la partie inférieure de l'extrémité en deux parties égales.

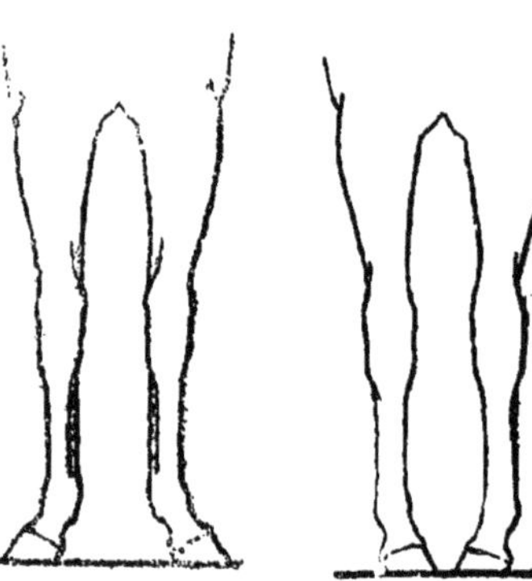

Fig. 59. Cheval panard. Fig. 60. Cheval cagneux.

La déviation interne, qui s'accompagne de celle des pieds, fait désigner le cheval comme *serré du devant,* et, en raison de la direction des pieds en dehors, on le dit *panard* (fig. 59). La déviation externe se caractérise par les expressions de : *ouvert du devant* et de cheval *cagneux* (fig. 60).

MEMBRES POSTÉRIEURS

1° Une verticale abaissée de la pointe de la fesse doit suivre le jarret, le canon, et tomber un peu en arrière du talon.

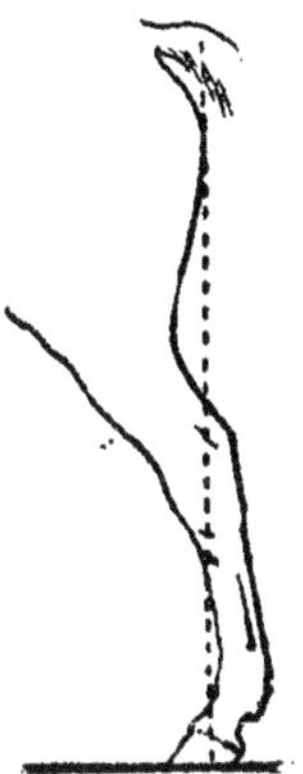

Fig. 61. Cheval campé du derrière.

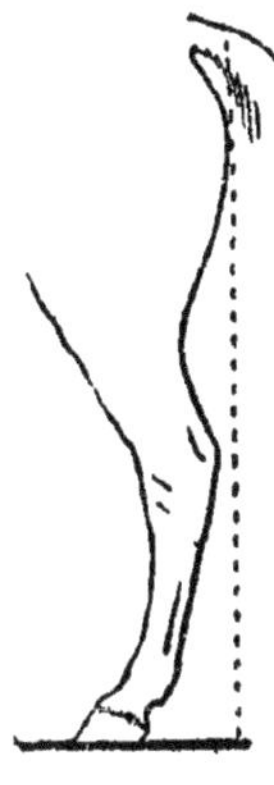

Fig. 62. Cheval sous lui du derrière.

Si cette ligne passe par le milieu de ces régions, le cheval est *campé du derrière* (fig. 61); si elle tombe notablement en arrière du talon, il *est sous lui du derrière* (fig. 62) ;

2° Une verticale abaissée du milieu de la face postérieure de la pointe du jarret doit partager également, en deux moitiés latérales, tout le reste de l'extrémité.

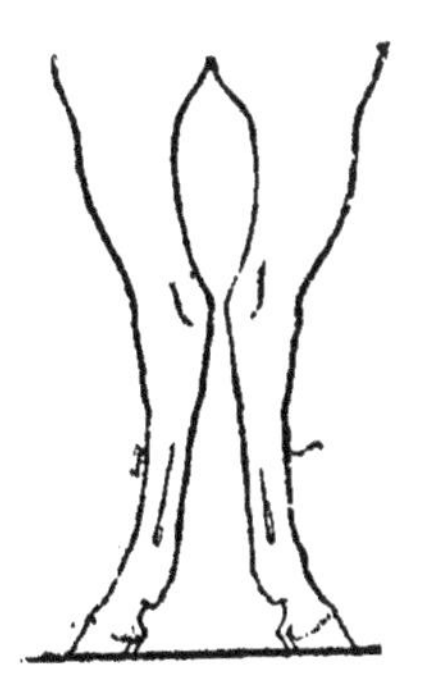

Fig. 63. Cheval serré du derrière.

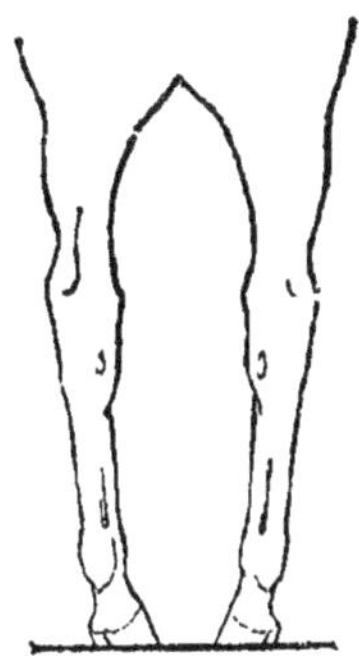

Fig. 64. Cheval ouvert du derrière.

Quand il y a rapprochement de la pointe des jarrets, l'extrémité des membres est déviée en dehors et le cheval est *serré du derrière* (fig. 63). Dans le cas contraire, il est *ouvert du derrière* (fig. 64) et l'extrémité des membres est déviée en dedans. Ces deux conformations reproduisent la disposition signalée, dans les membres antérieurs chez les sujets panards et cagneux.

V

Robes.

La robe d'un animal, qui n'est autre chose que son pelage, est constituée par l'ensemble des poils qui recouvrent la surface du corps.

Elle se transforme plus ou moins avec l'âge, suivant sa couleur et elle diffère sensiblement chez le poulain lorsqu'il est devenu adulte. Les robes sont connues par la majorité des gens de chevaux : nous les décrirons ici, avec leurs variations, mais sans établir de division.

ROBE NOIRE

Elle se passe de définition. Ses variétés sont :

Noir franc. — Sans aucun reflet.

Noir mal teint. — Avec des places moins sombres dans certaines parties.

Noir jais. — On la dit noir jais, lorsqu'elle présente un reflet brillant comparable à celui des bijoux de jais.

ROBE ALEZANE

Formée de poils jaunes, roussâtres, plus ou moins foncés ou brillants. Ses variétés sont :

Alezan clair ou fauve ; rappelant le pelage des fauves.

Alezan foncé. — Tirant sur le brun.

Alezan brûlé. — Plus foncé encore. Il n'est pas rare de rencontrer dans cette variété de robe des crins presque blancs ; on signale alors le cheval : *alezan brûlé crins lavés.*

Alezan café au lait. — Présentant la teinte de ce mélange.

A. lavé. — Teinte fauve dégradée par places ; crins presque blancs.

A. châtain. — Couleur de châtaigne arrivée à maturité.

ROBE BAIE

Elle est formée par des crins de couleur rouge, d'intensité variable. Les crins sont toujours noirs. Ses variétés sont :

Bai ordinaire. — Nettement rouge.

Bai cerise, B. acajou. — A reflets de cerise ou d'acajou.

Bai châtain. — Brun uniforme couleur de la châtaigne.

Bai marron. — Teinte du marron d'Inde, plus foncé sur les parties supérieures du tronc.

Bai clair, B. foncé. — Teinte en dessous et en dessus du bai ordinaire.

Bai brun. — Teinte très foncée se rapprochant du noir, mais s'en distinguant par un reflet marron foncé dans certaines régions comme le flanc, le bout du nez, etc.

Bai miroité. — Présentant sur le dos, la croupe, des parties arrondies de teinte plus claire, ayant plus de reflet que le reste de la robe.

ROBE ISABELLE

Dans la robe isabelle, les crins sont jaunes et les extrémités des membres noires, depuis le genou et le jarret jusqu'au pied. Crins noirs.

Variétés : ***Isabelle clair, ordinaire, foncé,*** gradation ascendante.

Si les extrémités sont de la même teinte que le reste du corps, l'animal doit être classé parmi les alezans.

On remarque le plus souvent, dans la robe isabelle, la particularité d'une raie ou bande étroite de couleur noire, qui va du garrot à la base de la queue, et que l'on nomme *raie de mulet*.

ROBE LOUVET

Elle se rapproche de celle du loup et se compose de poils noirs et jaunes généralement réunis.

Les crins sont foncés comme chez l'alezan brûlé.

Variétés : ***Louvet clair, ordinaire, foncé.***

ROBE GRISE

Composée de poils noirs et blancs, elle devient presque totalement blanche avec l'âge.

Variétés : ***Gris ordinaire, très clair, clair, foncé, très foncé.***

Gris fer. — Couleur de gris foncé se rapprochant de celle du fer.

Gris ardoisé ou bleu. — Teinte d'ardoise à reflet bleuâtre.

Gris rouan, mélangée de poils rougeâtres.

Gris étourneau, composée de gris foncé rouanné et parsemée de petits bouquets de poils blanchâtres.

Gris pommelé avec taches arrondies plus foncées que la robe.

ROBE AUBÈRE

La robe aubère, *cheval pêchard*, est formée par des poils rouges et blancs mélangés ; les crins et les extrémités sont de la même couleur que la robe, mais souvent plus clairs.

Variétés : ***Aubère clair, ordinaire, foncé.***

Aubère mille fleurs. — Ainsi désignée quand les poils blancs sont rassemblés par petits bouquets disséminés sur le fond de la robe.

Aubère fleur de pêcher. — Elle existe lorsque ce sont des bouquets de poil rouge qui parsèment le fond plus clair de la robe.

ROBE ROUAN

Elle est constituée par des poils rouges, blancs et noirs.

Les crins et les extrémités sont noirs.

Variétés : ***Rouan clair.*** — Quand les poils blancs dominent.

Rouan ordinaire. — Égale quantité de poils rouges et blancs.

Rouan foncé. — Quand les poils rouges dominent.

Rouan vineux avec reflets rouge vin.

ROBES PIES

Les robes pies sont ainsi dénommées parce qu'elles reproduisent le plumage de la pie. Elles sont composées de poils blancs formant des taches plus ou moins larges et nombreuses sur un fond bai, alezan ou noir.

Le mot pie précède ou accompagne la couleur de la robe, suivant que ces poils blancs dominent ou se trouvent en plus faibles proportions. Exemple : *pie-bai, noir-pie*.

PARTICULARITÉS COMMUNES A PLUSIEURS ROBES

Balzanes. — La balzane est constituée par la couleur blanche des poils sur une partie plus ou moins étendue de l'extrémité des membres. Dans un ordre ascendant, on les signale : *trace de balzane, principe de balzane, balzane, balzane haut-chaussée*, cette dernière pouvant atteindre ou même dépasser le genou ou le jarret.

Balz. latérales. — Situées sur les membres d'un même bipède.

Balz. diagonales. — Une antérieure, l'autre postérieure en diagonale.

Balzanes antérieures ou postérieures. — Suivant le bipède.

Lorsqu'il y a trois balzanes, on les désigne du nom du bipède où la particularité est unique. Exemple : trois balzanes antérieure gauche, trois balzanes postérieure droite.

Balzane herminée. — La balzane est dite herminée lorsqu'elle est mouchetée de petits bouquets de poils noirs qui la font ressembler à l'hermine.

En tête, étoile, pelote. — En tête signifie présence de poils blancs, en quantité variable, sur le front.

On peut quelquefois compter ces poils, alors on en signale le nombre ; si ce nombre s'accentue, on signale :

10 poils en tête, très légèrement en tête, légèrement en tête, en tête, fortement en tête, suivant le cas.

Si la réunion de ces poils forme une étoile, un croissant, on signale *étoile* ou *en-tête en croissant*.

La pelote qui présente toujours un certain développement est l'assemblage régulièrement arrondi des poils blancs.

Liste. — La liste est une ligne plus ou moins large et étendue, de poils blancs, qui part du sommet du front, où il se confond souvent avec les en tête, les étoiles et les pelotes, et suit le chanfrein dans toute ou partie de sa longueur.

Elle peut être : *interrompue*, *déviée à droite ou à gauche* et *prolongée par du ladre* entre les naseaux. Dans ce dernier cas, si elle déborde le chanfrein, on dit l'animal à *belle face*.

L'expression : *en-tête prolongé*, s'emploie lorsque l'en-tête semble prolongé par l'origine d'une étroite liste.

Ladre.— Le ladre est une sorte de coloration jaunâtre rosée de la peau se montrant sur les parties dépourvues de poils, comme : le nez, le pourtour des yeux, les testitules, le fourreau, l'anus et la vulve. Lorsque le ladre occupe toute la surface des deux lèvres, on dit que le cheval *boit dans son blanc*.

Rubican.— Cette expression est employée pour signaler la présence de poils blancs, dans certaines régions, sur les robes foncées. Suivant que ces poils sont plus ou moins nombreux et disséminés, le signalement porte : *rubican*, *légèrement rubican* ou *fortement rubican*, en faisant suivre le nom de ou des régions. Exemple : bai fortement rubican sur le dos et à l'encolure. Alezan foncé, rubican au flanc.

Cape de mort ou ***Cap de maure.*** — Ce qualificatif est affecté à la couleur très foncée de la tête, couleur particulièrement observée dans les robes gris foncé et gris fer.

Zain. — On dit qu'une robe est zain lorsqu'elle ne présente aucun poil blanc. Le mot zain s'applique exclusivement aux robes : baie, alezane et noire.

Robe tigrée. Marbrée. — Elles n'ont pas besoin de description.

Robe truitée. — Spéciale aux chevaux gris : elle présente des petites taches rouges imitant celles de la truite.

Robe mouchetée. — Mêmes taches que dans la robe dite truitée, mais formées de poils noirs.

CHOIX DE LA ROBE

Bien que rien ne soit venu prouver que la couleur de la robe exerce une influence quelconque sur la bonté de l'animal, elle ne possède pas moins des avantages et des inconvénients, voire même une réputation plus ou moins méritée, assez fortement encrée dans l'esprit d'un certain nombre d'amateurs de chevaux.

Le cheval rouan, le rouan vineux surtout est

fort estimé et recherché ; l'alezan par contre est considéré comme peu énergique.

Quant à la robe grise, elle a l'inconvénient de devenir blanche avec rapidité et, de ce fait, rend l'entretien de l'animal très difficile. Si le cheval se couche sur une litière mal entretenue, son train postérieur est souillé de la coloration jaunâtre des excréments, coloration qui ne disparaît pas toujours complètement au lavage. Presque continuellement, mais surtout à la période de la mue, les poils se détachent et viennent recouvrir les vêtements du conducteur. Signalons encore la tendance fâcheuse du cheval gris à présenter des mélanoses et nous en aurons fini avec une robe qui fournit néanmoins d'excellents chevaux de races bretonne et percheronne. Ces deux races, la dernière surtout, constituent l'attelage de commerce des principales villes ; le gros percheron compose celui des omnibus et des divers services publics.

Le cheval de luxe devra être choisi de robe foncée et autant que possible zain, car les balzanes enlèvent une partie de l'élégance et s'accompagnent d'une coloration blanche de la corne du pied, corne que nous avons déjà signalée comme moins résistante ; ce qui n'équivaut pas à dire qu'un cheval présentant des balzanes soit plus mauvais qu'un autre.

VI

Age du cheval.

L'examen effectué sur les dents pour la détermination de l'âge se limite presque exclusivement, dans la pratique courante, aux incisives. L'appréciation de l'âge est basée sur les différents phénomènes désignés ci-après.

1° L'éruption et le rasement des incisives caduques ;

2° L'éruption et le rasement des incisives de remplacement ;

3° L'apparition au dehors de l'ivoire de nouvelle formation qui remplit la cavité interne de la dent ;

4° La disparition de la cheville émailleuse, qui persiste après le rasement, faisant suite au cul-de-sac interne ;

5° Les différentes formes que prend successivement la table des incisives.

Sur les indications fournies par :

1° L'éruption et l'usure des crochets ;

2° Le remplacement des avant molaires ;

3° L'éruption des arrière-molaires.

Ces indications, ainsi que nous l'avons dit plus haut, étant à peu près complètement délaissées, nous ne les avons citées que pour mémoire.

INCISIVES

Le poulain naît presque toujours sans aucune incisive apparente, mais celles-ci ne tardent pas à se montrer du *sixième* au *douzième jour*.

Du trentième au quarantième jour ce sont les mitoyennes (fig. 65).

A trois mois apparaisent les coins ; ils sont de niveau à *6 mois*.

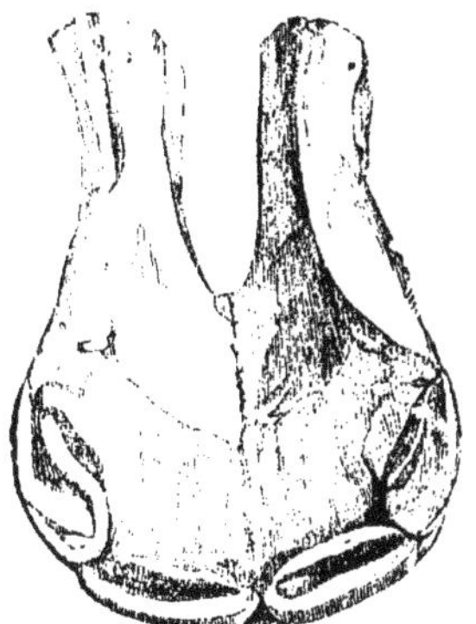

FIG. 65. — Incisives du poulain du 30e au 40e jour.

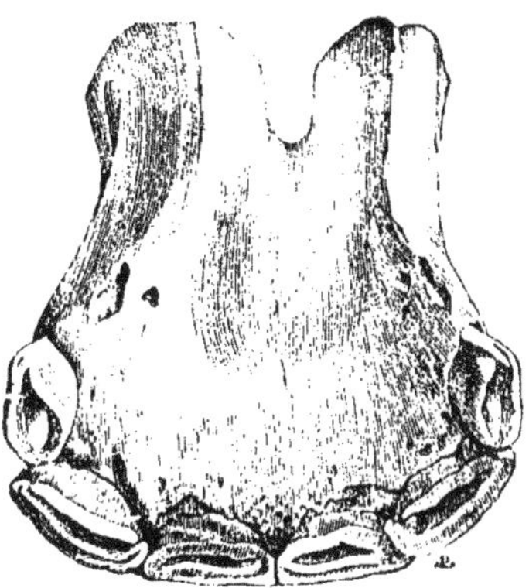

FIG. 66. — Machoire de 18 à 20 mois.

De dix mois à un an les pinces et les mitoyennes sont ordinairement rasées, tandis que les coins, arrivés plus tard, ne rasent que vers *18 mois* (fig. 66).

Il reste un intervalle d'un an pendant lequel on ne peut plus se baser que sur le plus ou moins d'usure des incisives et sur le déchaussement progressif des pinces.

A *deux ans et demi* (fig. 67) chute des pinces ; leurs remplaçantes, visibles à ce moment, sont de niveau à *3 ans*.

A trois ans et demi (fig. 68) chute des mitoyennes, remplacées à 4 ans. Les crochets commencent à pointer.

A quatre ans et demi (fig. 69), chute des coins, remplacés à 5 *ans*.

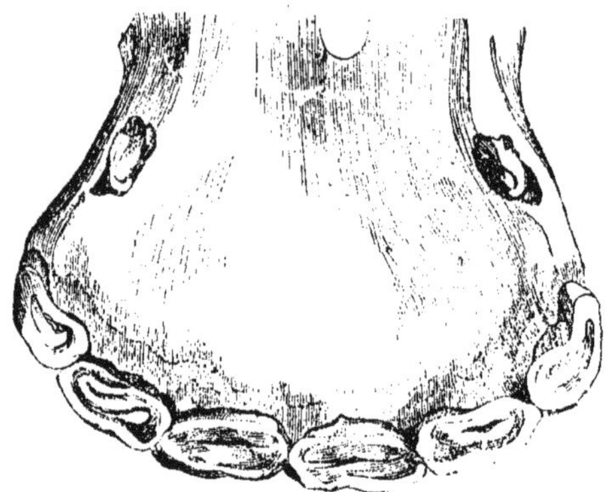

FIG. 67. — Incisives inférieures de 2 ans et demi à 3 ans.

A 5 ans la table dentaire est dite de niveau. Le point de repère pour la détermination de l'âge

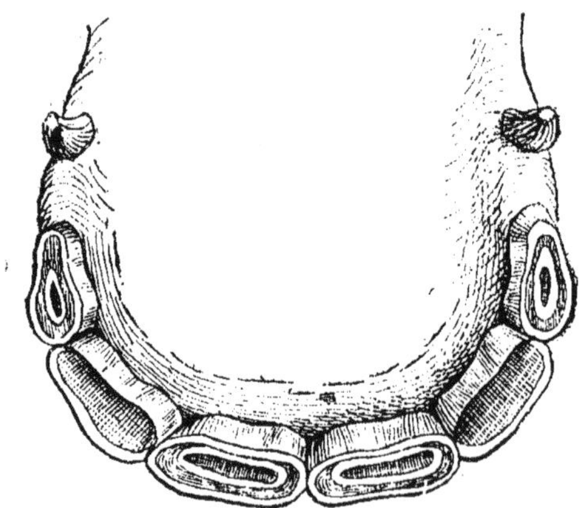

FIG. 68. — Incisives de 3 ans et demi à 4 ans.

siège désormais dans la diminution et la disparition de la cavité extérieure, dans ce que l'on nomme le rasement des incisives.

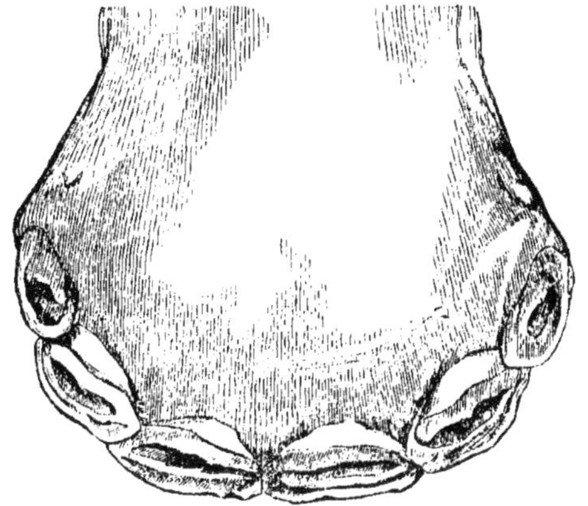

Fig. 69. — Incisives de 4 ans et demi à 5 ans.

A *six ans* rasement des pinces.
A *sept ans* rasement des mitoyennes.
A *huit ans* rasement des coins.

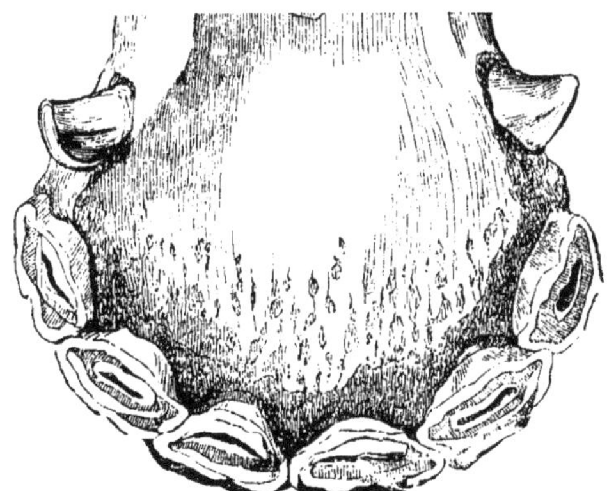

Fig. 70. — Incisives à 8 ans.

De 5 à 8 ans, la forme des dents a déjà changé,

au lieu d'être aplatie, elle est devenue ovale, cette transformation est plus prononcée dans les pinces que dans les mitoyennes et dans les mitoyennes que dans les coins. A huit ans (fig. 70), la table dentaire étant usée, c'est cette forme arrondie, plus accusée, qui va caractériser l'âge. On remarquera, de plus, que l'émail dentaire se rétrécit et se porte en arrière.

A neuf ans forme arrondie des pinces.

A dix ans forme arrondie des mitoyennes.

De onze à douze ans (fig. 71) forme arrondie des coins.

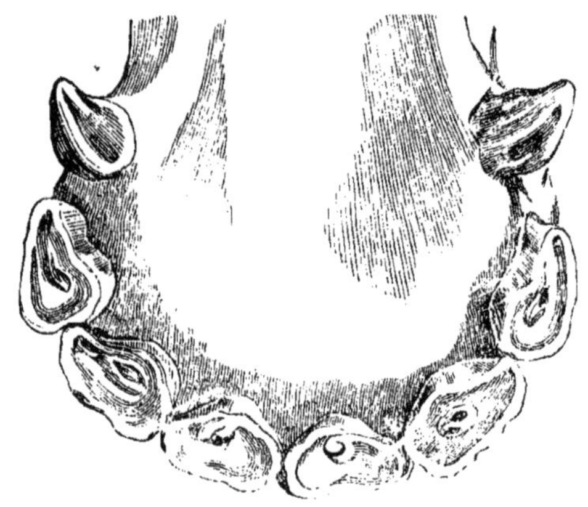

FIG. 71. — Incisives de 11 à 12 ans.

A treize ans les pinces ont une forme triangulaire ; l'émail central est réduit à peu de chose dans toutes les incisives, et l'étoile dentaire est reportée en arrière.

A quatorze ans mêmes transformations dans les mitoyennes.

A quinze ans (fig. 72) mêmes transformations dans les coins.

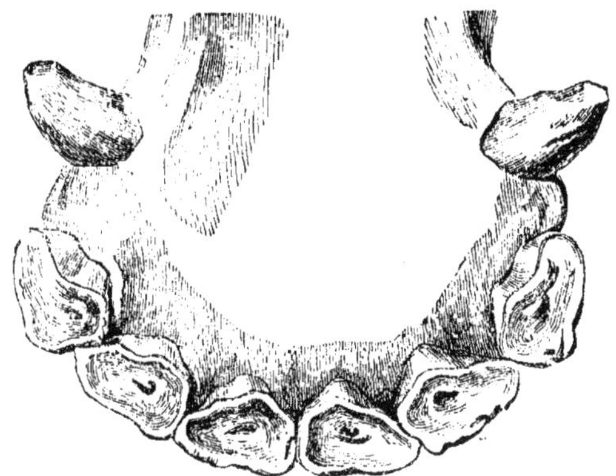

Fig. 72. — Incisives à 15 ans.

A ce moment, l'animal est dit hors d'âge ; son plus ou moins de vieillesse ne pourra plus être établi que très approximativement, en se basant sur le plus ou moins d'horizontalité, de déformation et de rétrécissement de la mâchoire, sur le

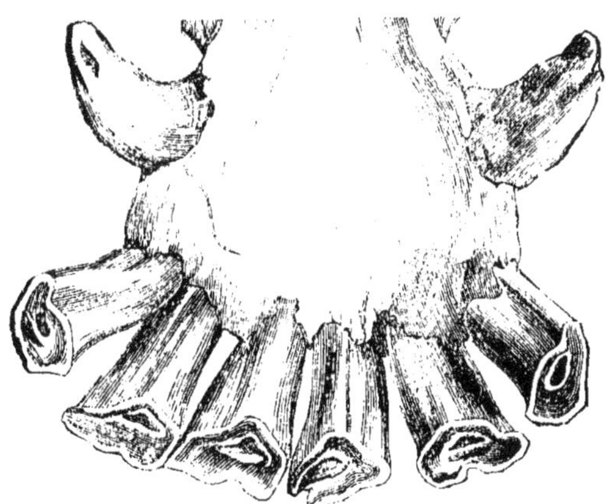

Fig. 73. — Incisives extrême vieillesse.

déchaussement des dents (fig. 73), et la courbure qu'elles forment à la mâchoire supérieure en constituant ce que l'on appelle *le bec de perroquet*.

IRRÉGULARITÉS DANS L'USURE DES DENTS

Cheval bégu. — Le cheval est dit bégu, lorsque par manque d'usure la cavité persiste dans les incisives, alors que celles-ci devraient être rasées. Ce fait a pour résultat de donner à l'animal un âge inférieur à celui qu'il devrait présenter normalement.

C'est dans la forme de la dent que l'on trouve le moyen de rectification. Malgré cela, l'examinateur est toujours tenté de rajeunir le cheval, parce que la longueur plus grande du cornet est souvent accompagnée d'une largeur proportionnée de la dent, qui retarde son changement de forme.

Cheval faux bégu. — Le cheval faux bégu tient cette appellation de ce que la cheville émailleuse qui fait suite au cornet dentaire n'a pas disparu à l'époque ordinaire, c'est-à-dire vers 12 ou 13 ans. La persistance de cette cheville est très commune et l'on doit en ce cas, comme pour le cheval bégu, s'en rapporter à la forme de la dent.

IRRÉGULARITÉS DE LA DENTITION

Ces irrégularités sont constituées : par une augmentation ou une diminution dans le nombre des incisives ou des molaires ; une défectuosité de forme du cornet, entraînant sa duplicité, c'est-à-dire la présence de deux cavités extérieures sur la même surface de frottement ; une béguité ou fausse

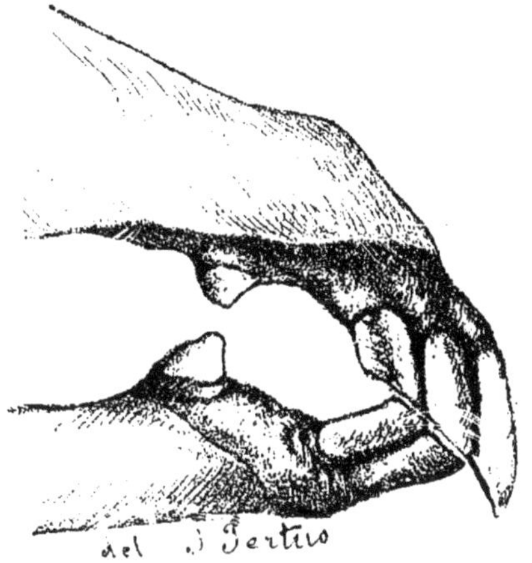

Fig. 74. — Bec de perroquet.

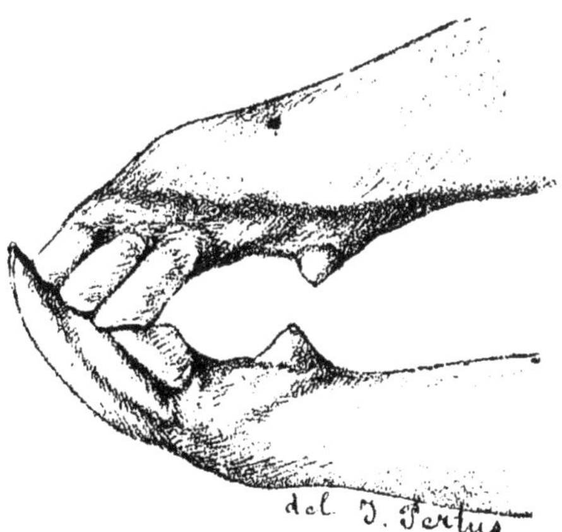

Fig. 75. — Bec de perroquet renversé.

béguité ; un défaut de longueur ou un excès de largeur de l'une des mâchoires ; un excès de longueur des dents de la mâchoire supérieure (bec de perroquet) (fig. 74) ; un excès de longueur de l'inférieure (bec de perroquet renversé (fig. 75) ; un brachynathisme supérieur ou inférieur ; une usure résultant du tic (fig. 76), et d'autres nombreuses

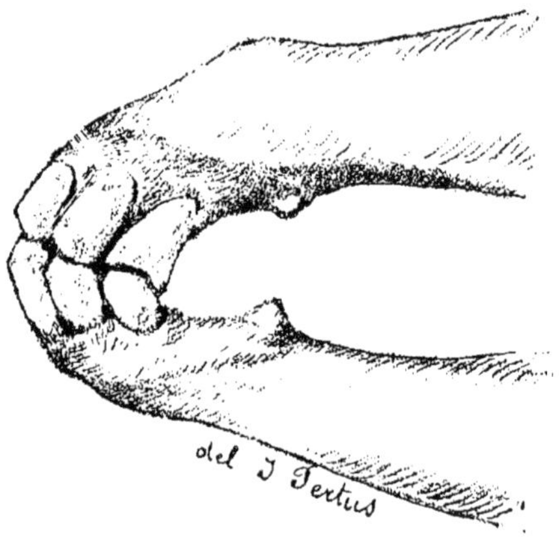

Fig. 76. — Dents d'un cheval tiqueur.

encore, qui rendent très difficile, sinon impossible, la détermination de l'âge et sur lesquelles les limites restreintes de cet ouvrage ne nous permettent pas de nous étendre plus longuement.

MOYENS EMPLOYÉS POUR VIEILLIR OU RAJEUNIR LE CHEVAL

Pour vieillir. — L'intérêt de tout vendeur est de pouvoir présenter un cheval avec un âge aussi favorable que possible à la vente et à une bonne utilisation ; aussi les marchands de chevaux, l'éleveur, s'efforcent-ils de donner à la dentition les caractères propres à le vieillir, s'il est trop jeune, et à le rajeunir dans le cas contraire.

Pour le vieillir, ils arrachent les mitoyennes de lait, dans le but de déterminer l'éruption des mitoyennes permanentes quelques mois plus tôt.

Cette opération, répétée quelque temps après sur les coins, fait que le cheval, qui n'a pas encore 4 ans et demi, est déjà pourvu de ses incisives permanentes et marque cinq ans. Cette pratique a l'inconvénient d'influer souvent sur la régularité de la mâchoire.

L'avantage qu'elle peut avoir sur l'évolution des dents de remplacement a été fort discuté ; l'opinion générale le considère comme peu important.

Pour rajeunir. — Rajeunir un cheval est un travail long et difficile, auquel ne se livrent guère d'ailleurs que les maquignons. Cette fraude devient de plus en plus rare car elle a été maintes fois dévoilée. L'animal destiné à être rajeuni est toujours choisi parmi les plus vigoureux, parmi ceux qui conservent encore une bonne allure et l'intégrité relative des membres.

Voici comment on procède à cette fraude.

On lime à plat, ou l'on scie, les tables dentaires des deux mâchoires, le plus souvent d'une seule d'entre elles, l'inférieure ; puis, à l'aide d'une gouge étroite, on pratique sur les pinces, sur les mitoyennes et sur les coins de cette mâchoire, une petite cavité transversale ; on colore ensuite cette cavité

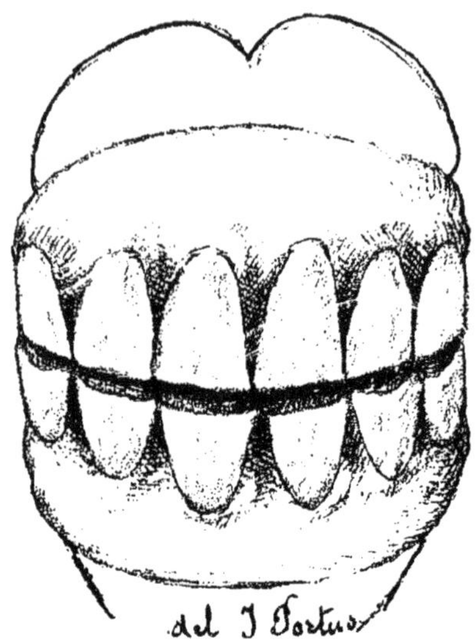

Fig. 77. — Cheval contremarqué (mâchoires vues de devant).

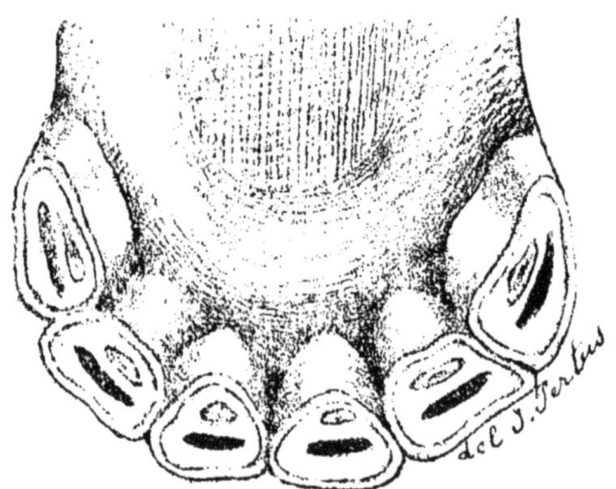

Fig. 78. — Cheval contremarqué (mâchoire inférieure).

artificielle au moyen du nitrate d'argent, pour lui donner l'apparence du germe de fève des dents adultes.

Cette fraude se reconnaît en écartant les lèvres :

1° On constate, en raison de la petite épaisseur enlevée aux dents par la scie ou la lime, que les incisives ne viennent pas en contact, car les molaires qui n'ont pas subi la même résection les maintiennent écartées (fig. 77) ;

2° La forme des dents n'est plus en rapport avec la persistance du germe de fève, lequel examiné avec soin trahit nettement son origine (fig. 78).

VII

De l'âge et du sexe au point de vue du service.

Suivant la destination du cheval et son appropriation à un service déterminé, il est non seulement utile, mais absolument indispensable de tenir compte de son âge.

De cet âge en effet dépend, en dehors de la conformation et des proportions du sujet, son plus ou moins d'aptitude à tel ou tel service.

A deux ans, l'éleveur soumet déjà le poulain à un travail léger, en vue de l'habituer au collier ou à la selle ; mais c'est plutôt là un apprentissage d'assujettissement aux objets dont il doit supporter le contact futur, qu'un travail réel.

Plus tard, vers l'âge de trois, quatre ans, ce même poulain n'est encore soumis qu'à un labeur intermittent et d'une façon pondérée, bien que cependant, à ce dernier âge, un service relativement pénible lui soit parfois imposé, en dépit des conséquences funestes qui peuvent en résulter.

Rationnellement, l'utilisation réelle du cheval ne devrait avoir lieu qu'à l'âge de 5 ans au moins, et encore dans des conditions déterminées et strictement observées.

Étant donné que la science et l'expérience fixent l'âge de 7 ans comme limite de croissance et de développement de la charpente osseuse et du système musculaire, toute personne escomptant un service régulier et, de ce fait, une notable dépense de forces de la part de l'animal, doit autant que possible rechercher ce minimum.

Si le cheval ne doit remplir, pendant le temps qui le sépare de cet âge, qu'un rôle de suppléant occasionnel, ou n'être soumis qu'à un service doux, consistant en une sorte de promenade journalière, l'inconvénient qui résulte de sa jeunesse perd une notable partie de son importance.

De nombreuses exceptions semblent en effet contrecarrer notre opinion première.

Nous avons vu maintes fois des animaux de 4 ou 5 ans se faire au travail avec la plus grande facilité et atteindre sans entrave un splendide développement, malgré leur jeunesse et les exigences souvent intempestives d'un service pénible.

C'est ainsi que des idées théoriques, véritables préceptes vétérinaires, sont souvent mises en échec par opposition de funestes et abusives manœuvres pratiques.

Il n'est pas moins vrai que tout travail organique qui ne se restreint pas à une gymnastique fonctionnelle, nécessaire et du plus heureux effet au premier âge, devient une entrave sérieuse au développement général, une cause d'usure prématurée, de déchéance physique, qui facilite l'envahissement des processus morbides pathogéniques, ne serait-ce que de gourme maligne, souvent mortelle par ses répercussions viscérales, visuelles, articulaires ou nerveuses.

Le cheval soumis trop jeune à un travail pénible, avant que son développement soit suffisant, présente rapidement une usure prématurée des membres et, dans ceux du bipède antérieur plus spécialement, la tare conséquente qui consiste dans l'engorgement des tendons, et leur rétraction consécutive, qui rendent le cheval arqué.

Tout d'abord, cette déformation n'est pas très prononcée, mais la déviation qui la constitue frappe d'autant plus l'observateur, qu'elle se présente à une époque, à un âge où elle n'est généralement pas observée.

Nous ajouterons que : la soudure trop récente encore des épiphyses ou extrémités des os longs, rend la résistance de celles-ci fort limitée, et cet état, joint au peu de tonicité des ligaments articulaires, favorise les luxations, les fractures, les développements périostiques ou néo-formations constituant les tares osseuses, tares qui d'ordinaire ne sont que le résultat de l'âge et d'un long service, résultat favorisé d'autre part par la tendance héréditaire.

Bien que nous écartant un peu du sujet, nous dirons que l'importance de l'âge se manifeste encore lorsqu'il s'agit de reproduction, dans les deux sexes.

Il n'est pas indifférent, en effet, de faire effectuer la saillie à un étalon trop jeune, ou de livrer à la reproduction une jument qui se trouve dans les mêmes conditions.

Il en est de même en ce qui intéresse la castration, mais dans un sens contraire, car s'il n'y a aucun inconvénient à châtrer un poulain dès que les testicules sont bien descendus et jusqu'à 5, 6, 8 ans, il n'en est pas de même lorsque le cheval atteint 10 à 12 ans.

En restreignant de moitié le dicton affecté au chien, on pourrait dire du cheval : 6 ans poulain, 6 ans cheval, 6 ans rosse. En effet, de 6 à 12 ans, le cheval présente son maximum de force et d'aptitude et par conséquent de bon service ; en dehors de cette limite, sa vigueur est variable, suivant les sujets, et sa valeur n'est pas seulement relative, mais elle diminue, tant au point de vue physique qu'au point de vue pécuniaire.

Sexe. — Relativement au sexe, diverses opinions ont été émises. Des statistiques établissent que la jument fournit le maximum de travail et d'endurance. Sa résistance à la fatigue est avérée ; d'autre part, la jument présente, évidemment, des avantages et des inconvénients inhérents à son sexe.

Lorsqu'elle a fourni un service régulier pendant un certain nombre d'années, elle peut quelquefois, malgré son âge, être livrée à la reproduction ; cet avantage prend une certaine importance si la jument présente des formes et des aptitudes de noble origine. Nous dirons mieux, en supposant qu'elle soit commune dans son extérieur, elle ne conserve pas moins, si un accident l'a rendue impropre à tout service à un âge peu avancé, cette précieuse ressource d'être conservée comme poulinière, alors que le cheval entier ou hongre qui se trouve dans les mêmes conditions ne peut recevoir d'autre destination que la boucherie.

Le cheval entier ne peut être utilisé que dans certaines conditions : on l'emploie généralement à des travaux de résistance, à des charrois fatigants, qui ont pour effet d'affaiblir son ardeur. Il présente aussi l'inconvénient de se livrer à tout propos aux agissements dangereux que suscite l'instinct génésique, agissements dont peuvent être victimes et le propriétaire et l'étranger.

La jument a bien aussi le désavantage de devenir parfois dangereuse pour l'homme qui la soigne ou la conduit, mais le fait est plus rare et le danger dont il s'agit n'existe guère en dehors de la période des chaleurs, lesquelles n'ont pas toujours d'ailleurs une influence pernicieuse sur le caractère de l'animal.

Le cheval hongre n'a pas autant de résistance que le cheval entier et que la jument, mais il n'en a pas non plus les défauts ; son utilisation présente toute sécurité, sauf les cas où il est rétif ou méchant. Pour ces raisons il est généralement recherché, mais notre préférence ne s'attache pas moins à la jument et nous la conseillons à nos lecteurs, à condition, bien entendu, qu'elle ne soit pas vicieuse, chatouilleuse, ou nymphomane.

Le cheval ne naît pas méchant, il ne le devient qu'à la suite de mauvais traitements ou des agissements d'un conducteur malintentionné, qui transforment un état nerveux hyperesthésique en méchanceté réelle.

Les juments nymphomanes et les chevaux méchants sont presque toujours d'excellents sujets au point de vue du travail et présentent une résistance énorme à la fatigue ; aussi sont-ils recherchés par les personnes qui, sans trop de danger, peuvent les utiliser avec d'autres chevaux.

VIII

Visite d'achat.

MANIÈRE DE PROCÉDER A L'EXAMEN D'UN CHEVAL

Au point de vue pratique, ce chapitre sera certainement le préféré du lecteur, attendu qu'il comporte la mise en application des principes d'extérieur étudiés antérieurement; mais nous nous empressons de le mettre en garde contre une tendance, qu'il ne manquera pas d'accuser, et un absolutisme presque inévitable.

L'acheteur n'est pas toujours connaisseur, et parmi ceux qui nous liront, beaucoup manqueront de l'expérience modératrice qui doit limiter l'application des principes puisés dans un ouvrage de ce genre. Or, aucun cheval n'est parfait ni irréprochable; il ne faut donc pas s'attacher outre mesure à quelques tares légères ou vices de conformation, peu préjudiciables souvent à une bonne utilisation de l'animal, ni faire une application trop stricte des connaissances acquises.

A l'arrivée chez le marchand, il convient tout d'abord de visiter lentement l'écurie ; non seulement pour fixer un choix sur les animaux qui se rapprochent le plus comme genre, comme proportions et comme robe du type désiré, mais encore pour se rendre compte de l'attitude de chacun d'eux, de la façon dont il se repose, de son appétit, et aussi de sa manière d'être avec ses voisins; toutes choses ayant grande importance; malgré le peu d'intérêt qu'on serait tenté de leur accorder tout d'abord.

Lorsque le palefrenier va pour détacher un cheval qui doit être présenté, si celui-ci n'est ni peureux ni méchant, il entre dans la stalle sans précipitation et sans réserve; dans le cas contraire, il lui parle avec insistance, il se méfie et évite toute brusquerie.

S'il sait par exemple que l'animal a le défaut de tirer au renard, c'est avec mille précautions qu'il détache la corde du licol, afin d'éviter ce brusque mouvement de recul qui assez souvent entraîne des accidents graves.

La façon dont le cheval se repose n'est pas sans importance. Certains hommes de chevaux ont prétendu que l'animal qui se couche repose beaucoup mieux que celui qui successivement soustrait chacun de ses membres à l'appui. Nous partageons cette opinion, bien que, jusqu'à ce jour, rien n'ait établi que le repos de ces derniers soit moins complet.

D'autres constatations peuvent encore être faites à l'écurie; l'animal qui a des démangeaisons à l'encolure ou à la queue se frotte avec persistance contre la mangeoire ou les parois de sa stalle et par cet agissement, l'attention est attirée d'avance sur ces régions.

Si l'animal doit être attelé, au moment où on lui passe les harnais, il est facile de juger, par les difficultés qu'il fait, ou par sa tranquillité à les recevoir, du plus ou moins d'habitude qu'il a du travail.

La résistance opposée au relèvement de la queue pour le passage de la croupière est en raison directe de l'énergie de l'animal ; néanmoins ce n'est là qu'une indication à laquelle il ne faut pas attacher une trop grande importance.

Au sortir de l'écurie, le cheval se présente généralement avec avantage ; il donne tout d'abord une impression de vivacité, peu durable parfois il est vrai, mais qui se caractérise par un port de tête et surtout de queue, très favorables à cette première impression.

Le port de la tête est dû à la satisfaction d'une promenade, quelque courte qu'elle soit ; celui de la queue, à l'introduction dans l'anus d'une certaine quantité de gingembre, que le piqueur a mâché depuis un instant.

Le cheval est amené dans une cour appropriée, généralement constituée par un sol doux, sablonneux, et par conséquent aussi peu favorable que possible à la trahison des boiteries. Il est ensuite placé, en ce qui concerne les membres antérieurs, sur une partie élevée, ménagée à cet effet, de façon à corriger le manque d'aplomb de ces membres, s'il existe, ou à masquer en partie leur position arquée, chez les chevaux usés.

Il est donc important de s'assurer des aplombs en faisant placer, sans contrainte, le sujet sur un terrain plan.

Le moment est venu de procéder à l'examen du cheval que l'on a pu, à loisir, apprécier dans son ensemble.

C'est par la *bouche* que commence cet examen en s'assurant de l'âge, d'après les données que nous avons établies dans un chapitre spécial. On s'assure en même temps que les *dents* n'ont pas été truquées et qu'il n'existe pas au bord externe des incisives l'usure caractéristique du tic. Tout en se rendant compte de l'âge, on s'assure de la régularité de la dentition ; pour cela il faut saisir la langue et la reporter successivement à droite et à gauche suivant le côté que l'on explore. Cette manœuvre a pour résultat de faire constater l'intégrité de cet organe. Nous nous souvenons qu'un jour, requis pour procéder à la visite d'achat d'un cheval provenant du marché aux chevaux de Lyon, il nous a été donné de constater, au grand ahurissement de l'acheteur, que l'animal ne possédait plus qu'un tronçon de langue, celle-ci ayant été raccourcie accidentellement de toute la partie libre. En ce cas, la vieillesse du sujet et l'irrégularité de sa dentition, unies à cette tare, constituaient une situation déplorable, au point de vue de la nutrition et de l'utilisation du cheval dont la valeur, bien que minime, eût été dépréciée pour une large part si un examen antérieur à l'achat eût trahi ce défaut.

Le bout du *nez* peut présenter des traces de blessure par l'application réitérée du tord-nez : il faut se méfier de ces tares qui indiquent un cheval difficile à harnacher ou à ferrer.

On examine ensuite la pituitaire en écartant les ailes du nez avec le pouce et l'index ; on s'assure :

1° Qu'elle n'est pas le siège d'une rougeur très accentuée et recouverte de jetage, ce qui, avec l'engorgement des glandes de l'auge, indiquerait un état inflammatoire des voies respiratoires ; 2° qu'elle ne présente aucune ulcération ou chancre morveux.

L'examen des *yeux*, comme celui de la pituitaire, réclame la compétence du vétérinaire, et nous ne pouvons décrire ici les différentes et nombreuses affections dont ils peuvent être atteints. Nous dirons cependant, que si l'un de ces organes ne fonctionne plus ou que la vue y soit notablement affaiblie, l'animal porte la tête légèrement de côté, pour faciliter sa direction au seul organe resté intact. Comme le cheval aveugle, le borgne présente aussi, mais à un degré moins élevé, une plus grande mobilité des oreilles.

Il est parfois donné de constater sur les joues, comme sur l'encolure, le poitrail et les fesses, de petites cicatrices parallèles d'une étendue variable, ou une dépilation cutanée de moyenne étendue, ce sont là des traces de séton ou de vésicatoire appliqués dans le but de combattre une affection oculaire. Lorsqu'on les rencontre, il faut procéder à un examen plus attentif et plus complet de l'appareil visuel.

Au-dessus de l'œil se trouvent les salières, dont la concavité très accentuée caractérise la vieillesse.

Cette accentuation, qui frappe l'œil exercé, porte préjudice à la vente : il est donc tout naturel que les marchands cherchent à la faire disparaître, pour cela ils ont recours à une insufflation d'air sous la peau de la région. Cette manœuvre, d'ailleurs fort rare aujourd'hui, n'a de raison d'être qu'autant que les incisives ont été préalablement sciées et burinées et encore, ainsi que nous l'avons dit d'autre part, est-il facile de se rendre compte de cette tromperie. Pour le cas présent, l'insufflation d'air dans les salières se décèle au toucher, par la sensation d'une légère crépitation.

L'examen de la tête se continue par l'auge, ou espace intermaxillaire, qui à l'état de santé doit être creuse et ne présenter ni empâtement, ni hypertrophie des glandes qu'elle renferme. Lorsque l'auge est empâtée et que son gonflement atteint presque le niveau des branches du maxillaire inférieur, c'est que le cheval est atteint d'une affection respiratoire ou va tomber en gourme, suivant le cas.

La gorge doit être soumise à une pression ferme de la main, afin de provoquer la toux et de s'assurer de ses caractères ainsi que du plus ou moins de sensibilité de la région.

L'animal qui tousse à plusieurs reprises à la suite d'une pression légère est atteint d'une laryngite, et le plus souvent d'une angine pharyngo-laryngée, c'est-à-dire d'une inflammation intéressant à la fois le pharynx et le larynx. La brièveté et la sécheresse de cette toux vient affirmer le diagnostic de la pousse, lorsque le mouvement de coup de fouet observé dans le flanc n'est pas très caractérisé. Certains chevaux sont insensibles à cette pression, même lorsqu'elle est effectuée avec les deux mains.

La nuque peut être le siège de blessures occasionnées par la têtière de la bride ou du licol : l'action continuelle de cette partie du harnais peut déterminer un phlegmon suivi d'abcès, souvent compliqués de plaie suppurante et de nécrose du ligament cervical (mal de tempe) très difficile à guérir.

Il faut écarter *la crinière* pour s'assurer qu'il n'existe pas entre les crins des boutons ou des crevasses dues le plus souvent à la malpropreté. De nos jours les sétons à l'encolure sont placés si rarement qu'il est à peu près inutile d'en rechercher les traces.

Le bord inférieur de l'encolure est occupé par la trachée et la gouttière jugulaire, sur le trajet de laquelle s'observent les petites cicatrices dues à la blessure de la flamme lors de la saignée.

Ces saignées sont dites de nécessité ou de précaution suivant qu'elles sont effectuées dans le but de traiter ou de prévenir une maladie quelconque. Leur multiplicité peut caractériser la fréquence d'une maladie. Il faut exercer sur la veine jugulaire de petites pressions saccadées, de bas en haut, pour s'assurer que la circulation s'effectue sans l'entrave que produit la phlébite ou inflammation de la veine.

C'est vers le tiers supérieur et la partie antérieure de la *trachée* que se pratique l'opération de la trachéotomie destinée à faciliter l'accès de l'air dans le poumon, lors d'infiltration chronique des lèvres de la glotte ou d'obstruction, à causes diverses, des premières voies respiratoires.

Les traces de cette opération, facilement visibles, feront toujours refuser le cheval qui les présente, car l'affection qui a motivé la trachéotomie passagère peut reparaître et se compliquer au point d'exiger une nouvelle opération et l'adaptation permanente d'un tube spécial.

La base de l'encolure, et pour ainsi dire le bord antérieur de l'épaule, peut présenter, de distance en distance, des tumeurs molles ou indurées, des cors ou des blessures qui sont le résultat du frottement exercé sur ces parties par un collier mal ajusté ; ces tares sont nuisibles au travail, à la franchise du collier et ne doivent être tolérées que chez un animal de peu de valeur et d'un âge avancé.

Ces mêmes blessures se retrouvent avec un aspect différent sur le garrot et le dos ; elles ont la même cause.

Le dos et les reins ne doivent présenter ni la conformation convexe (dos de mulet), ni la conformation concave (dos ensellé) que nous avons signalées dans la précédente étude de ces régions.

Par une pression des doigts, on s'assurera du plus ou moins de flexibilité des reins ; cette flexibilité doit être modérée. Si elle est très accentuée et s'accompagne d'une plainte, l'animal est atteint d'une affection des organes respiratoires.

Le ventre doit présenter un développement moyen, en conformité avec l'ensemble de l'animal. Lorsqu'il est volumineux, avalé, il rend le cheval lourd et disgracieux ; sa conformation contraire, ventre levretté, indique un manque de fonctionnement intestinal et une nutrition imparfaite.

Le flanc chez le cheval en bonne santé s'élève et s'abaisse à chaque mouvement d'inspiration et d'expiration, selon un rythme régulier, de 12 à 14 fois à la minute. L'abaissement du flanc s'effectue en deux fois avec un temps d'arrêt peu appréciable. L'accélération de ces mouvements respiratoires accompagne et augmente avec l'exercice la durée de celui-ci et les efforts de traction. Certains chevaux manquant un peu de résistance, d'entraînement, ou *courts d'haleine* s'essoufflent plus vite que d'autres sans que pour cela il y ait chez eux une altération quelconque de l'appareil respiratoire.

C'est ainsi que les jeunes chevaux, qui n'ont encore été assujettis qu'à de légers travaux de culture, à l'allure du pas, présentent cette particularité de l'essoufflement dès qu'on les soumet aux allures vives, même pendant un temps relativement court comme celui que nécessite une épreuve d'achat.

Le fait se produit même sur des chevaux depuis

longtemps faits au service, à la période du vert, en raison de la quantité de fourrage vert qu'ils absorbent, fourrage qui, par la dilatation de l'estomac que produit son accumulation en grande quantité, gène la respiration par compression du poumon. Il faudra donc tenir compte de ces différents états.

Le flanc droit est le lieu d'élection de la ponction du cæcum dans le cas d'indigestion intestinale suivie de tympanite ; mais les traces laissées par le trocard sont le plus souvent invisibles.

La croupe, en dehors de son extérieur, ne présente rien de particulier à signaler, sauf de rares blessures du harnais. Il faut cependant examiner cette région par derrière pour s'assurer qu'il n'existe pas de fracture de la hanche dont la pointe se montrerait alors en dessous du niveau de celle qui appartient au côté opposé.

Ainsi que nous l'avons signalé d'autre part, *la queue* offre à son relèvement une résistance proportionnelle à l'énergie du sujet ; elle se montre hérissée à sa base, si elle est le siège de démangeaisons. La queue de rat ne doit jamais être tolérée chez un cheval de luxe, même lorsque ce défaut n'est pas très prononcé, parce qu'il ne fait que s'accentuer davantage à la longue.

On s'assurera, chez le cheval gris, que l'anus n'est pas envahi par les mélanoses qui, nous le savons, peuvent exister aussi en notables proportions à l'intérieur et, suivant leur développement et la situation qu'elles occupent, déterminer des longtemps faits au service, à la période du vert, en raison de la quantité de fourrage vert qu'ils absorbent, fourrage qui, par la dilatation de l'estomac que produit son accumulation en grande quantité, gêne la respiration par compression du poumon. Il faudra donc tenir compte de ces différents états.

Le flanc droit est le lieu d'élection de la ponction du cæcum dans le cas d'indigestion intestinale suivie de tympanite ; mais les traces laissées par le trocard sont le plus souvent invisibles.

La croupe, en dehors de son extérieur, ne présente rien de particulier à signaler, sauf de rares blessures du harnais. Il faut cependant examiner cette région par derrière pour s'assurer qu'il n'existe pas de fracture de la hanche dont la pointe se montrerait alors en dessous du niveau de celle qui appartient au côté opposé.

Ainsi que nous l'avons signalé d'autre part, *la queue* offre à son relèvement une résistance proportionnelle à l'énergie du sujet ; elle se montre hérissée à sa base, si elle est le siège de démangeaisons. La queue de rat ne doit jamais être tolérée chez un cheval de luxe, même lorsque ce défaut n'est pas très prononcé, parce qu'il ne fait que s'accentuer davantage à la longue.

On s'assurera, chez le cheval gris, que l'anus n'est pas envahi par les mélanoses qui, nous le savons, peuvent exister aussi en notables proportions à l'intérieur et, suivant leur développement et la situation qu'elles occupent, déterminer des train postérieur ils doivent, en dehors des aplombs sur lesquels nous ne reviendrons pas, présenter une musculature aussi développée que possible, toutes proportions gardées.

Le genou ne devra présenter aucune trace de dépilation indiquant que le cheval a été couronné et qu'il est par conséquent faible des membres. L'animal arqué, qui s'est couronné à cause de cette usure, l'est généralement plus profondément que celui qui l'a été accidentellement, à la suite d'une glissade, par exemple ; cependant ce n'est pas là une preuve toujours exacte. Certains chevaux s'abîment les genoux en se frottant contre les parois de la mangeoire ; en ce cas la blessure qui en résulte est presque insignifiante et ce sont plutôt les poils qui se montrent usés sur la partie.

Lorsque la plaie du couronnement est très appréciable, le cheval ne peut être affecté à un attelage de luxe, alors même que ses formes et ses allures se prêteraient à cette affectation. Nous avons signalé au lecteur la fraude qui consiste à colorer les poils de nouvelle poussée, nous n'y reviendrons pas.

Le genou et le jarret seront explorés au point de vue des tares molles et dures que nous avons décrites en leur place, dans notre étude de l'extérieur ; de même que le canon, les tendons, le boulet, le paturon et la couronne.

Pour examiner les pieds, on les fera lever successivement et nettoyer, afin de bien s'assurer de leurs dimensions et de leur conformation.

Un pied antérieur étant maintenu, relevé par un

aide, l'examen du jarret correspondant sera rendu plus facile et moins dangereux : on en profitera pour explorer les testicules ou, chez le cheval hongre, la région inguinale.

Les animaux présentant des pieds trop gros, inégaux, plats, combles ou encastelés, seront refusés sans hésitation, à moins que ces défauts soient très peu prononcés et compatibles avec le genre de travail que l'on a en vue.

Les seimes, lorsqu'elles sont incomplètes et ne donnent pas encore naissance à une boiterie, sont souvent mastiquées puis recouvertes d'onguent de pied et deviennent par ce maquillage difficilement reconnaissables, il faudra se méfier de cette fraude ; s'il existe des bleimes, elles sont soigneusement dégagées et les talons enduits de goudron, de façon à masquer l'ecchymose qui les caractérise ; autre point à surveiller.

Dans le but de donner plus de creux à la sole, ou du moins, de la faire paraître plus creuse et donner de la hauteur aux talons, les pieds sont ferrés d'une façon spéciale dite *à la marchande*. Le fer présente peu de couverture, mais il est beaucoup plus épais que d'ordinaire, de même que les éponges ou talons.

Signalons encore la fourchette échauffée et le crapaud et nous en aurons fini avec l'examen du cheval au repos.

Un dernier examen général est cependant encore nécessaire, et cet examen s'attachera à la vivacité de l'œil, au port et à la mobilité des oreilles et de la tête, et enfin à l'état des poils qui constituent la robe, lesquels doivent être lustrés, luisants, et d'une abondance relative à la saison dans laquelle on se trouve.

L'examen de l'œil s'effectue toujours en dernier lieu ; pour procéder à cet examen, l'animal doit être placé de façon que cet organe soit facilement explorable, c'est-à-dire dans un fond sombre, et la tête bien exposée à la lumière.

La visite au repos étant effectuée comme nous venons de le dire, on fait trotter l'animal à la main, d'abord sur le sol qui constitue la cour de l'établissement, puis sur le pavé de la rue, de façon à s'assurer qu'il n'est pas boiteux.

Beaucoup de chevaux, actionnés d'ailleurs par la cravache ou le bâton que le palefrenier tient à la main et dont il frappe l'animal sans en avoir l'air, rendent beaucoup à la main ; mais souvent il ne présentent plus autant de galbe, de relevé d'allures, d'énergie en un mot, dès qu'ils sont dans les brancards d'une voiture ou entre les jambes d'un cavalier. Il faut donc faire atteler ; on juge d'abord de la façon dont le cheval se place dans les brancards, ce qui donne déjà un certain indice sur son degré de dressage.

Lorsqu'il est ce qu'on appelle *bien mis*, le piqueur qui l'a déjà conduit monte d'autorité dans le deux-roues traditionnel, et les palefreniers ne suivent que pour la forme ; dans le cas contraire, les deux morceaux de la corde fixée au licol sont maintenus de chaque côté par l'un d'eux, ou seulement d'un côté, et, par des tractions dissimulées sur les brancards, ils aident au départ.

Le cheval franc de collier se porte tout naturellement sur les traits, dès qu'il y est incité par la voix ou le fouet ; il hésite, au contraire, se porte à droite et à gauche, se cabre légèrement, si son dressage est incomplet ou à peu près nul.

Pour tourner, il cède plutôt à la poussée exercée sur le brancard, dans le sens de la conversion, par le personnel de l'écurie, qu'à l'action directe des guides sur les barres.

Il faut que l'acheteur monte en voiture avec le piqueur pour se rendre compte du degré de dressage. Il s'assure en même temps de la façon dont le cheval circule au milieu des bruits divers de tramways, d'automobiles ou autres moyens de transport ; s'il est peureux ou simplement sur l'œil, et enfin de son plus ou moins d'habileté à éviter et se détourner des obstacles.

Il descend ensuite et demande à voir passer et venir devant lui l'animal qu'il veut acquérir, pour juger de la vitesse et du plus ou moins de gracieuseté de ses allures.

L'épreuve de l'attelage pur et simple n'est pas suffisante et, quel que soit le genre de cheval, il faut être sûr qu'il est franc de collier. En effet, les chevaux de gros trait n'ont pas à fournir beaucoup d'allure, tandis que leur franchise de collier devient la qualité indispensable. Or, l'essai en ce sens, alors même qu'il aurait lieu au moyen d'une voiture à quatre roues (ce qui est rare), dont deux, celles de derrière, sont embarrées, n'est pas toujours très caractéristique, ne fournit pas toujours une idée bien exacte sur la qualité qui nous occupe.

L'assurance est moindre encore lorsqu'il s'agit d'un cheval de trait léger attelé à un tilbury dont les roues sont, la plupart du temps, tout simplement maintenues par deux palefreniers.

Néanmoins, nous ne ferons pas preuve en ce sens d'un absolutisme par trop rigoureux, car, à la façon dont le cheval se portera sur les traits et se campera, pour vaincre la résistance qu'il perçoit, il sera facile de reconnaître sa franchise de collier.

Que ce soit épreuve de gros trait ou de trait léger, il faut autant que possible faire tirer le cheval à une montée, et pendant un certain temps, de façon à accélérer, par des efforts, les mouvements respiratoires, et pouvoir s'assurer, dès que l'épreuve paraît suffisante, si le cheval n'est pas corneur ni poussif. Arrivé au sommet de la montée, il faut se précipiter au-devant de l'animal, et placer l'oreille tout près des naseaux ; si celui-ci est corneur, on perçoit : ou bien un bruit particulier, sorte de sifflement, de bruit tubaire caractéristique, du cornage, ou simplement une respiration normale plus fréquente et plus accentuée comme bruit.

Quittant ensuite cette position, on se retourne pour examiner les mouvements du flanc et rechercher s'ils présentent l'altération caractéristique de la pousse, le coup de fouet.

Chez les jeunes chevaux, le cornage est assez rare ;

il peut, néanmoins, comme chez les chevaux plus âgés, d'ailleurs, se présenter à la suite d'une vive inflammation des premières voies respiratoires, mais il ne faudra pas confondre une respiration un peu sifflante avec le cornage proprement dit, dont le diagnostic réclame une oreille exercée. Le cornage, ainsi observé, cesse la plupart du temps avec la maladie aiguë qui le détermine ; il n'est grave qu'autant que cette maladie se complique et entraîne la formation d'un obstacle quelconque à l'accès de l'air dans le poumon, c'est-à-dire qu'il devient chronique. L'essoufflement et l'abondante transpiration, observés parfois sur des chevaux à l'essai, après un exercice relativement court, sont souvent le résultat du genre de nourriture ou du manque d'entraînement. Ils disparaissent avec l'habitude de l'allure exigée, et une alimentation moins obstruante dont l'avoine forme la base principale.

IX

Des précautions à prendre avant le paiement et du reçu fourni par le vendeur.

Toute personne achetant un ou plusieurs chevaux, dans les conditions ordinaires du commerce, en effectue le paiement, soit au comptant, soit à terme, suivant conventions, mais le vendeur et plus spécialement celui qui fait le métier de marchand, en établissement ou sur le marché, ne manque pas de lui faire signer un engagement de vente, sorte de compromis dont il fournit lui-même un double ; compromis libellé, à quelque chose près, dans les termes suivants :

Compromis signé par l'acheteur. — Exemple :

Je soussigné Henri Martin, négociant en soieries, demeurant rue de Rivoli, 40, à Paris, déclare avoir acheté ce jour, à M.

Ou plus simplement :

Acheté à M....., marchand de chevaux, rue......., à......., un cheval bai, pour la somme de douze cents francs.

Paris, le

Signature et adresse.

Compromis signé par le vendeur :

Vendu à M..... marchand de vins à Bercy, un cheval bai, pour la somme de douze cents francs.

Paris, le

Signature et adresse.

A ce compromis, et pour avoir l'air de donner plus d'assurance sur la valeur de l'animal, le marchand de chevaux ajoute parfois à la fin de ce libellé : *avec toutes garanties d'usage.*

Ce *toutes garanties d'usage* est un trompe-l'œil auquel bien des gens se laissent prendre.

On m'a vendu un cheval avec toutes garanties, disent-ils, et les voilà dormant sur les deux oreilles !

Dans leur esprit, s'ils ont eu l'occasion, au cours de leur visite, de faire quelques observations au vendeur : sur une légère feinte d'un membre, sur une tare, un départ difficile, une certaine rétivité, etc., etc., cette garantie s'étend sûrement au défaut signalé, ce qui les décide souvent à terminer, sans hésitation, une affaire qui semble établie dans des conditions de sécurité parfaite. Eh bien ! il n'en est point ainsi, et cette garantie trompeuse n'est pas du tout nécessaire, car, pour le marchand, elle se restreint aux seuls vices rédhibitoires, qui, eux, sont garantis par la loi. L'acheteur ne perd son droit à la rédhibition que si le vendeur a stipulé sur son reçu ou compromis de vente qu'il n'est pas tenu à la garantie. Cette formalité est même exigée du commissaire-priseur, dans les ventes publiques, volontaires ou par autorité de justice; il doit annoncer si l'animal qu'il met en vente est garanti ou non des vices rédhibitoires.

Le lecteur a pu remarquer que le compromis de vente ne fournit aucun détail sur le signalement du cheval, pas plus que sur son âge. En procédant ainsi, il est toujours facile à un vendeur peu scrupuleux et malhonnête de ne pas reconnaître l'animal. L'âge qu'il donne étant toujours augmenté ou diminué pour les besoins de la vente, il serait très désagréable à celui-ci d'être forcé de reprendre un cheval qui n'aurait d'autre défaut que d'avoir cessé de plaire, ou dont les défauts cachés auraient été révélés par quelques jours d'essai ; les éléments de procédure étant basés sur cet âge, quelle que soit la faible variante qu'il puisse présenter dans un sens ou dans l'autre. Tel est le motif de cette prudente omission.

Le marchand arrive souvent à la terminaison d'une vente difficile, en procédant d'une certaine façon avec le client quelque peu méfiant. Prenez le cheval, lui dit-il, je vous affirme qu'il est parfait ; d'ailleurs ma maison est une maison sérieuse et je suis tout prêt à vous le changer s'il ne vous convient pas.

Là encore se trouve donnée une fausse assurance ; car une première acquisition met l'acquéreur à la merci du vendeur. En effet, pour reprendre l'animal, ce dernier discutera : sur son attitude fatiguée ; sur la diminution de son embonpoint ; il ergotera sur la moindre petite blessure ; on exagérera l'importance d'une tare, qui existait quelquefois au moment de la vente, et finalement, si l'acheteur a fait choix d'un nouveau cheval, il ne manquera pas de lui en demander 100 ou 200 francs de plus que du premier, alors qu'il l'aurait, de prime abord, cédé à 100 ou 200 francs au-dessous de ce prix. L'acheteur est donc forcé de passer par ces exigences ou de garder un cheval qui lui déplaît ou qui est impropre au service auquel il le destine.

Il est donc très important de bien examiner et essayer le cheval que l'on veut acheter avant d'arrêter sur lui un choix définitif, afin d'éviter les ennuis et conséquences que nous venons de signaler. Ces inconvénients sont relativement moins importants, la situation est moins grave, lorsque l'acheteur s'est adressé à une maison réellement sérieuse, connue pour sa responsabilité et son honorabilité commerciales ; d'abord parce que les commerçants qui la dirigent évitent autant que possible de mécontenter leurs clients et ensuite parce qu'ils ne font aucune difficulté pour effectuer un échange dans les conditions les plus honnêtes.

Toute règle comporte des exceptions ; or, quel que soit notre zèle à garantir nos lecteurs contre les fraudes ou autres agissements des marchands de chevaux, nous ne reconnaissons pas moins que la majeure partie d'entre eux sont gens honnêtes et estimables, et que le cercle vicieux que nous avons quelque peu flagellé dans cet ouvrage n'enveloppe qu'une faible partie de leur corporation.

Il faut s'entourer de beaucoup plus de prudence lorsqu'on effectue l'achat d'un cheval sur le marché, car c'est là surtout que se rencontrent les consciences les plus larges et les moins susceptibles, tous les genres de tromperie imaginables et les redoutables *hommes de paille* spécialement embauchés pour la vente.

Ces hommes de paille se donnent comme vendeurs; ils fournissent une adresse fausse, la plupart du temps, et n'ayant aucune responsabilité, se moquent des actions judiciaires qui peuvent être dirigées contre eux dans les cas, trop nombreux hélas! où l'acquéreur est trompé.

Afin de conserver tous ses droits à la rédhibition, l'acheteur, qu'il ait ou non le cheval à l'essai, ne doit, pendant le cours des délais, se livrer à aucun acte pouvant affirmer sa propriété, tels que: le faire tondre, le ferrer, lui couper les crins de la crinière ou de la queue, amputer celle-ci, etc., etc., tant qu'il n'est pas assuré de le conserver définitivement.

Il doit, au contraire, soumettre l'animal aux différents essais qui peuvent affirmer ses aptitudes, ou faire surgir les défauts et vices qu'il a toujours raison de soupçonner. Dès que l'animal présente quelque chose de suspect, il doit en informer son vétérinaire, qui jugera de la nature des manifestations observées et décidera, s'il y a lieu, de l'action judiciaire à intenter.

Il est toujours sage, si les délais et la proximité du domicile du vendeur le permettent, de confier à celui-ci la découverte d'un vice rédhibitoire qu'il peut souvent ignorer. Cette façon d'agir a comme résultat, dans beaucoup de cas, de faciliter une rédhibition amiable, ou un arrangement, de beaucoup préférables au meilleur des procès.

X

Du signalement.

MANIÈRE DE L'ÉTABLIR

Dans l'établissement d'un signalement, plusieurs conditions sont à remplir et, parmi celles-ci, la reconnaissance de la taille occupe une place importante ; or il faut savoir dans quelles conditions celle-ci doit être prise, quel instrument doit être choisi et enfin connaître le modus faciendi de cette préhension.

Les résultats fournis par la mensuration d'un cheval peuvent varier assez sensiblement suivant la personne qui opère, alors même que chaque opérateur se conformerait aux prescriptions que nous allons décrire ; cette variabilité est due à l'appréciation plus ou moins exacte du sommet du garrot.

L'instrument le plus pratique pour prendre la taille d'un animal est la *canne hippométrique*. Elle se compose d'une canne ordinaire en rotin ou en jonc, qui engaine intérieurement une tige quadrangulaire métallique, graduée, formée de deux segments et capables de glisser l'une dans l'autre lorsqu'on veut remettre le tout en place. Supérieurement cette tige est creusée d'une rainure longitudinale, destinée à loger une branche horizontale qu'un support maintient constamment perpendiculaire à la tige en question.

La graduation s'étend sur les deux segments tirés et placés bout à bout, à partir d'un point dont la situation varie suivant la hauteur du rotin.

La distance, en effet, est toujours calculée de façon à donner la longueur du mètre en s'ajoutant à celle du jonc. Les choses sont donc combinées comme si celui-ci avait lui-même cette longueur, et c'est parce qu'une canne de cette dimension serait peu maniable qu'on a eu l'idée ingénieuse de reporter au-dessous de la branche faisant potence le complément nécessaire et invariable dont nous venons de parler.

Pour faire usage de cet instrument on tire fortement sur la poignée afin de mettre à découvert toute la longueur du segment supérieur. Un ressort placé au bas de ce segment fait alors partir un arrêt qui l'empêche de s'enfoncer dans celui qui est dessous, si l'on vient à appuyer sur la poignée.

On met alors la potence et le support en place, puis on mesure l'animal en enfonçant la tige graduée dans la canne, jusqu'à ce que la tige qui constitue la potence arrive en contact avec le sommet des plus hautes épiphyses formant la base osseuse du garrot, sur lequel on a eu le soin d'écarter les crins, de façon à ne pas ajouter leur épaisseur à la taille.

Pour toiser un cheval, il faut le placer sur un terrain horizontal et le mettre en station régulière. Un aide placé à la tête le maintient d'une main par la bride, de l'autre il recouvre l'œil situé du côté de l'opérateur.

L'hippomètre doit être tenu verticalement et sans l'infléchir : incliné ou incurvé contre le cheval, la potence *baisse le nez*, perd son horizontalité, ce qui avantage la taille ; penché, courbé en sens contraire, la potence *lève le nez* et l'évaluation obtenue est trop faible. L'extrémité inférieure de la canne doit être placée au niveau du talon.

Il ne reste plus qu'à lire le résultat sur la tige métallique en comptant un mètre et le nombre de centimètres indiqués par l'instrument.

Voici dans quel ordre doit être établi un signalement :

1° Espèce, sexe, état des organes génitaux.
2° Race.
3° Service.
4° Robe, variétés et particularités.
5° Etat de la queue et des crins.
6° Age.
7° Taille.
8° Tares et marques particulières.
9° Particularités diverses étrangères à la robe.
10° Date.

Exemple.

Black, cheval hongre, propre au service du trait léger, sous poil bai brun, miroité sur la croupe, fortement rubican à l'encolure, légèrement en tête, liste déviée à gauche, tache accidentelle sur le côté droit du garrot, balzanes diagonales gauche, queue écourtée, âgé de 17 ans, taille 1m,60. Petit éparvin à gauche, traces de feu sur les tendons du membre antérieur, se coupe légèrement au boulet postérieur gauche, acheté 1 000 francs en 1901; à M. X. marchand de chevaux à Paris.

Paris, le 12 avril 1901.

Exemple plus sommaire.

Cheval hongre, alezan brûlé, rubican au flanc en tête, ladre à la lèvre inférieure, 3 balzanes postérieure droite, à tous crins, 6 ans faits, taille 1m,57. Prix 1 250 francs.

Paris, le 12 avril 1901.

XI

Maladies figurant parmi les vices rédhibitoires

La morve et le farcin, considérés comme étant de même nature, sont deux affections, très facilement transmissibles aux animaux et même à l'homme, dont la gravité consiste surtout en ce qu'elles entraînent l'abatage immédiat des chevaux qui les présentent, étant donné d'ailleurs qu'elles sont à peu près incurables.

MORVE

Le diagnostic de la morve est établi sur trois symptômes caractéristiques dont l'un fait quelquefois défaut : ce sont :

1° Un jetage unilatéral adhérent aux ailes du nez ;

2° Des ulcérations et chancres morveux, plus ou moins facilement appréciables suivant la partie de la pituitaire qu'ils occupent ;

3° Une glande indurée, située sur le bord interne de la branche du maxillaire inférieur, auquel elle adhère et semble soudée, du côté du jetage.

FARCIN

Le farcin se caractérise par des nodosités disposées en grain de chapelet sur le trajet des lymphatiques. A l'état aigu il ne constitue pas une individualité morbide distincte de la morve aiguë ; c'est la même affection, car il y a identité de lésions et de propriétés contagieuses. Il est si étroitement associé à la morve qu'il en est souvent le signe précurseur, le symptôme ou la conséquence, puisqu'on voit fréquemment l'éruption de la morve aiguë s'opérer après, pendant ou avant celle du farcin aigu.

Etat chronique. — Les boutons de farcin se montrent partout, mais principalement à la face, à l'encolure, aux flancs, aux fesses ; ils sont durs, résistants, peu douloureux. L'état de dureté peut persister des semaines, des mois entiers, cependant, un travail lent de fonte purulente, marchant du centre à la périphérie, s'établit toujours dans la masse indurée, qui finit par se ramollir et former abcès. Ces petits abcès, d'une multiplicité en rapport avec le nombre de boutons farcineux, s'ouvrent et s'unissent entre eux pour constituer l'ulcère farcineux.

Nota. — La morve et le farcin ont été rayés (loi du 31 juillet 1895) des vices rédhibitoires en raison de la loi du 21 juillet 1881 (qui interdit la mise en vente des animaux atteints de maladies contagieuses).

IMMOBILITÉ

L'immobilité est une affection particulière au cheval dont le siège précis, comme la nature, est inconnu et qui se caractérise principalement par la difficulté ou la complète impossibilité d'exécuter les mouvements de progression en arrière.

Le plus souvent héréditaire, l'immobilité se remarque d'ordinaire sur les chevaux à tête longue, au crâne étroit, aux yeux et aux oreilles rapprochées. Presque jamais on ne l'observe sur les chevaux à front large et à tête carrée.

Chez le cheval immobile, l'expression faciale est hébétée ; l'œil fixe, sans éclairs ; la tête portée haut, sans souplesse ; l'encolure immobile. A l'écurie, l'animal a des attitudes automatiques ; il n'obéit que difficilement à la parole et aux attouchements ; l'odeur des fourrages ne l'excite pas. La préhension des aliments s'exécute sans avidité ; la mastication est lente, sans énergie, comme machinale, souvent suspendue avant que la trituration soit achevée et le bol reste sous les dents sans être dégluti, comme si l'animal n'avait plus conscience de sa présence ; ou bien même la bouchée de paille ou de fourrage, à moitié introduite dans la bouche, demeure en dehors, entre les lèvres, ce que l'on exprime vulgairement en disant que l'animal *fume la pipe*.

Il plonge la tête jusqu'au fond du seau rempli d'eau qu'on lui présente, et ne la retire qu'au bout de quelques secondes, quand le besoin de respirer se fait sentir.

Le cheval immobile est insensible à l'excitation du fouet ou de l'éperon ; poussé à progresser dans un cercle raccourci ou excité par la marche ou l'influence de l'insolation, l'animal souvent s'emporte ou bien se jette de côté sans que rien puisse l'arrêter ou le diriger.

Les mouvements en arrière, difficiles toujours au moment du départ et quand l'animal ne porte rien, deviennent complètement impossibles quand il est échauffé ou chargé à dos. Il s'accule alors fortement en arrière, sous la pression des rênes les membres antérieurs étendus et *labourant le sol*, et souvent il se jette de côté ou se cabre et se renverse plutôt que de reculer.

Dans la station, surtout après l'exercice, l'animal conserve, croisés l'un sur l'autre, les membres des bipèdes antérieurs ou postérieurs, si on les a placés dans cette attitude, et ne paraît pas avoir conscience de l'instabilité de son équilibre.

La tête, fortement encapuchonnée ou fléchie sur l'un ou l'autre côté de l'encolure, reste dans ces attitudes forcées comme serait celle d'un automate.

En résumé, le signe caractéristique de l'immobilité c'est *l'impossibilité de reculer* et *l'inconscience des mouvements auxquels préside normalement la volonté*.

EMPHYSÈME PULMONAIRE OU POUSSE

Le nom de pousse, dans l'ancienne hippiatrie, était donné à une certaine irrégularité particulière et une certaine difficulté de l'acte respiratoire, qui étaient compatibles, quelles que fussent leurs causes, alors inconnues, avec une certaine aptitude au travail de l'animal qui en était affecté.

La pousse n'est que le symptôme d'états pathologiques variés, qui se caractérisent par une certaine irrégularité de la respiration et diminuent l'usage auquel les chevaux peuvent être destinés.

Avec les progrès de la diagnose vétérinaire, le mot pousse a été remplacé par le synonyme d'*emphysème pulmonaire*, parce que cette lésion est la cause la plus ordinaire des mouvements irréguliers de l'acte respiratoire, compatibles cependant avec l'apparence de la santé et l'utilisation de l'animal.

Nous avons dit, en parlant du flanc, dans le chapitre réservé à l'extérieur de cette région, que le nombre des respirations du cheval, en parfait état de santé, est de 12 à 14 par minute. Les mouvements des côtes et des flancs s'opèrent avec une parfaite concordance. Pendant l'inspiration, les côtes se soulèvent lentement et d'une manière continue, et, simultanément, les parois des flancs se relâchent suivant le même rythme, et laissent la cavité du ventre acquérir un plus grand développement.

Pendant l'expiration, les côtes s'abaissent avec

la même lenteur et la même continuité, et, simultanément, les muscles de la paroi ventrale se contractent suivant le même rythme, rétrécissent d'autant la capacité de la cavité abdominale.

Ces deux mouvements alternatifs se succèdent dans un ordre parfait, sans secousse et dans la même étendue, si ce n'est que de temps à autre, après 8 ou 10 respirations, on voit se produire une plus grande inspiration suivie d'une expiration proportionnée.

Lorsque cette harmonie est troublée par l'intervention d'un état pathologique qui oppose une certaine gène à l'exécution libre de l'acte respiratoire, le mouvement d'expiration ne s'opère plus d'une manière continue, il s'effectue en deux temps, séparés l'un de l'autre par une sorte d'arrêt extrêmement rapide ; en sorte que, l'hiver, la colonne d'air chargée de vapeurs condensées qui s'échappe des narines forme deux bouffées successives au lieu d'une seule comme dans l'état physiologique.

En outre, une fois l'inspiration achevée, l'expiration qui lui succède s'opère d'une manière brusque et plus rapide, et le ventre paraît éprouver une sorte de chute. Cette irrégularité de l'acte respiratoire, plus ou moins accusée suivant les causes qui l'engendrent, appartient comme symptôme commun à des maladies différentes, telles que : *Emphysème pulmonaire, bronchite chronique, maladies de cœur, hernie du diaphragme, hypertrophie du foie, maladies chroniques* des voies antérieures, qui mettent obstacle à l'entrée et à la sortie libre de l'air.

Quand la pousse est le symptôme de l'emphysème pulmonaire, à la régularité caractéristique des mouvements respiratoires se joignent les symptômes suivants : toux petite, sèche, avortée, non suivie d'ébrouement ; râle crépitant et sibilant dans les deux poumons ; sonorité à la percussion ; jetage albumineux par les deux narines.

A un degré très avancé, dilatation spasmodique des ailes du nez, secousses imprimées à tout le corps par les soubresauts de la respiration ; torsion très manifeste des côtes ; saccades de l'anus isochrones aux mouvements respiratoires ; essoufflement rapide ; respiration bruyante, surtout par les temps chauds.

La pousse n'est pas guérissable, mais elle peut être notablement atténuée par l'usage d'aliments très digestibles, qui ne chargent pas les réservoirs intestinaux, tels que l'avoine, les grains cuits, la paille et le foin hachés associés à la mélasse, les résidus des fabriques de sucre et de spiritueux. Elle s'exagère au contraire par l'usage du foin et surtout des fourrages altérés. L'acide arsénieux, donné tous les jours à la dose d'un demi-gramme ou 1 gramme, pendant plusieurs mois, produit quelquefois une amélioration sensible dans l'état des chevaux poussifs. Nous conseillons comme meilleur encore une dizaine de granules dosimétriques, par jour, des deux sels suivants : arséniate de strychnine et arséniate d'antimoine, les premiers au demi-milligramme, les seconds au milligramme, administrés en 5 fois, dans la journée (2 par fois de chacun des sels, au moyen d'une spatule chargée à son extrémité d'un peu de miel.

CORNAGE CHRONIQUE

Le cornage est un bruit particulier déterminé par la collision de l'air contre un obstacle dans les conduits respiratoires ; il ne s'applique généralement qu'au cheval. Il existe sous l'action de causes très différentes, telles que : étroitesse congénitale des cavités nasales ou glossiennes, du larynx, de la trachée ; compression du larynx par une flexion forcée de la tête. Rétrécissement accidentel des conduits aériens, dû à l'infiltration ou induration des ailes du nez, fracture de la cloison nasale ; épaississement et ulcération de la pituitaire ; polypes des cavités nasales, du pharynx, du larynx ; angines couenneuses, gangreneuses, œdème de la muqueuse de cette région ; ossification de ses cartilages, etc., etc. Suivant la nature de ces causes, il est *aigu* ou *chronique*.

Le cornage chronique, qui seul doit nous occuper comme cas rédhibitoire, se manifeste, par intermittence, sous l'influence de l'accélération de la respiration ; dans l'état de repos, il n'est pas apparent ; il est de plus incurable et ne peut être pallié que par la trachéotomie.

Un cheval ne peut être déclaré corneur qu'autant qu'il ne présente aucun symptôme de maladie aiguë ; pour déterminer l'apparition de ce vice, il faut soumettre l'animal à l'exercice du trot, ou du galop, ou l'attelera à une voiture chargée ou enrayée, et lui faire gravir un terrain montueux.

Le cornage se dénonce dans ces conditions, par un bruit plus ou moins rauque suivant le siège de la cause, et, en outre, par les mouvements tumultueux et accélérés des flancs, la physionomie anxieuse, la crispation des ailes du nez, la dilatation des narines, etc., etc., tous symptômes qui disparaissent à mesure que la respiration se calme.

Il faut veiller, pendant cette épreuve, à ce qu'aucune partie du harnais, ni aucune position forcée de la tête, ne puissent comprimer les conduits respiratoires.

TIC AVEC OU SANS USURE DES DENTS

Le plus fréquent de tous les tics du cheval est celui qui se caractérise par une éructation. Il peut dépendre du besoin qu'éprouve l'animal de rejeter de son estomac des gaz qui le distendent, soit que ces gaz résultent de la fermentation des matières alimentaires, soit qu'ils aient été déglutis avec les aliments, ou au moment même où l'animal se met en position pour tiquer. Il y a deux variétés de tic avec éructation : *le tic à l'appui* et *le tic en l'air*.

Dans le premier cas, le cheval prend un point d'appui soit avec les dents, soit avec ses lèvres, soit avec son menton, sur un corps à sa portée : bord, fond ou montants de la mangeoire, traverse du râtelier, timon de voiture, longe ; et faisant un effort expulsif accompagné d'une flexion brusque de la tête sur l'encolure, il rejette par la bouche, avec un bruit particulier, des gaz qui rendent une odeur herbeuse très caractéristique.

Lorsque l'animal s'appuie avec ses dents, il les use dans le sens du frottement qu'il leur imprime et les marque d'une empreinte qui indique l'existence du tic.

Le tic en l'air s'effectue sans point d'appui, la tête élevée ou fléchie, et ne laisse par conséquent aucune trace. La manifestation de ce vice a lieu surtout pendant le repos, et, pour le même sujet, toujours de la même manière et dans les mêmes conditions.

On ignore la cause essentielle du tic, mais il est certain qu'il est susceptible d'être imité et que les animaux voisins de ceux qui tiquent deviennent tiqueurs à leur tour.

BOITERIES INTERMITTENTES

Il existe deux espèces de boiterie intermittente : l'une dite *à froid* et l'autre dite *à chaud* ; l'intermittence, pour chacun de ces cas, exige que les faits de boiterie soient constatés dans un ordre différent.

Boiterie à froid. — Elle apparaît immédiatement, disparaît par l'exercice et reparaît après le repos.

Boiterie à chaud. — La boiterie à chaud est invisible au départ et n'apparaît qu'à la suite d'un exercice plus ou moins prolongé. L'intermittence ne peut être affirmée que lorsqu'il a été constaté deux boiteries successives, séparées par un certain temps d'absence de toute claudication.

FLUXION PÉRIODIQUE DES YEUX

La fluxion périodique n'attaque ordinairement qu'un seul œil à la fois ; elle se présente avec des nuances d'expressions différentes, suivant qu'elle est à son premier début ou qu'elle remonte à une époque déjà éloignée, suivant aussi le plus ou moins d'intensité de l'inflammation par laquelle elle s'exprime.

Lors d'un premier accès, les symptômes les plus ordinaires sont ceux d'une ophtalmie aiguë simple : rougeur et infiltration des conjonctives : tuméfaction des paupières ; écoulement des larmes ; léger trouble de la cornée lucide, rétrécissement de l'ouverture pupillaire. Cet état inflammatoire peut durer de 5 à 8 jours : puis tous ces symptômes se dissipent et l'œil récupère sa transparence normale, sans conserver de traces de la maladie.

Mais lors d'un deuxième ou troisième accès, aux symptômes inflammatoires simples qui souvent caractérisent exclusivement le premier accès, succèdent des phénomènes tout particuliers à la fluxion. La cornée devient trouble surtout à sa circonférence ; puis on voit apparaître, dans l'humeur aqueuse, des flocons irréguliers qui flottent d'abord, comme des nuages isolés, dans la chambre antérieure, puis se réunissent dans sa partie inférieure, sous forme d'un dépôt irrégulièrement délimité, d'une nuance jaune verdâtre ou *feuille morte*, dans les cas les plus ordinaires, quelquefois sanguinolents, lorsque l'inflammation est très intense.

Cette deuxième période de l'accès de fluxion est presque toujours accompagnée d'une fièvre très intense ; sa durée moyenne est de 7 à 8 jours. Au bout de ce temps, la résorption du dépôt commence ; alors, ou bien, ce qui est le cas le plus ordinaire, l'humeur aqueuse se trouble de nouveau, comme si le dépôt s'y dissolvait ; ou bien ce dépôt diminue peu à peu de volume et disparaît, sans que l'humeur aqueuse perde sa transparence. Il faut de 10 à 12 jours pour que cette résorption s'effectue complètement.

L'œil est alors redevenu clair, tout en conservant une légère teinte ardoisée normale.

On peut donc reconnaître trois périodes dans un accès de fluxion périodique :

1° Période d'invasion de l'inflammation ;

2° Période du trouble des humeurs et du dépôt floconneux ;

3° Période de résorption du dépôt formé.

Mais la maladie affecte des formes différentes sur quelques sujets ; chez tel animal, elle s'éteindra tout à coup sur l'œil le premier affecté, avant qu'elle ait parcouru toutes ses phases et elle attaquera le second avec une telle violence que la vue y demeurera complètement abolie après un premier accès.

Chez tel autre, elle n'aura qu'un accès sur un seul œil, mais tellement intense que d'emblée le cristallin restera opaque. Chez un troisième, le dépôt se formera comme instantanément dans l'œil malade, sans symptômes bien accusés d'inflammation locale et disparaîtra de même. Chez un autre enfin les deux yeux seront attaqués soit simultanément soit successivement ; mais ce dernier cas est tout à fait exceptionnel.

Ordinairement la fluxion n'attaque qu'un œil et toujours le même ; et lorsque cet œil est définitivement perdu, l'autre reste exempt des attaques du mal et la maladie ne reparaît plus.

La fluxion périodique a pour conséquence fatale la cataracte et l'amaurose. Pendant la rémission ou l'intermittence des accès, l'œil fluxionnaire présente des traces d'autant plus accusées de la maladie que les accès ont été plus fréquents et l'inflammation qui les accompagne plus intense. Après un ou deux accès bénins, il peut se faire que l'œil ait assez récupéré sa transparence normale pour qu'il n'y reste aucune trace ; mais généralement après plusieurs accès, la maladie se reconnaît aux caractères suivants :

1° Diminution du volume de l'œil ;

2° Rétrécissement de la pupille ;

3° Teinte ardoisée de la cornée ;

4° Dilatation des vaisseaux de la sclérotique ;

5° Granulations blanches dans le cristallin ou opacité complète de cet organe ;

6° Teinte feuille-morte de l'iris ;

7° Angle nasal des paupières plus ouvert et plus droit ;

8° Expression moins vive de l'œil.

La durée des intermittences des accès peut varier entre 30 et 40 jours et 3, 4, 6 mois ; on a vu des accès ne réapparaître qu'au bout de 12, 18 et 20 mois.

Dans d'autres cas également exceptionnels la durée des intermittences n'a été que de 10 à 12 jours.

XII

Législation.

Les articles suivants du Code civil ont eu une très grande importance car ils constituaient toute la législation en matière de vices rédhibitoires, il y a un certain nombre d'années ; aujourd'hui cette législation est renfermée dans la loi du 2 août 1884 que nous donnerons plus loin, mais comme les articles précités reçoivent assez souvent encore, une application dans des circonstances déterminées, nous avons cru nécessaire de les reproduire ici.

Article 1641. — Le vendeur est tenu de la garantie à raison des défauts cachés de la chose vendue qui les rend impropres à l'usage auquel on la destine ou qui diminuent tellement cet usage que l'acheteur ne l'aurait pas acquise ou n'en aurait donné qu'un moindre prix, s'il les avait connus.

Art. 1642. — Le vendeur n'est pas tenu des vices apparents et dont l'acheteur a pu se convaincre lui-même.

Art. 1643. — Il est tenu des vices cachés quand même il ne les aurait pas connus, à moins que, dans ce cas, il n'ait stipulé qu'il ne sera obligé à aucune garantie.

Art. 1644. — Dans le cas des articles 1641 et 1643, l'acheteur a le choix de rendre la chose et de se faire restituer le prix ou de garder la chose et de se faire rendre une partie du prix, telle qu'elle sera arbitrée par experts.

Art. 1645. — Si le vendeur connaissait les vices de la chose, il est tenu, outre la restitution du prix qu'il en a reçu, de tous les dommages et intérêts envers l'acheteur.

Art. 1646. — Si le vendeur ignorait les vices de la chose, il ne sera tenu qu'à la restitution du prix et à rembourser à l'acquéreur les frais occasionnés par la vente.

Art. 1647. — Si la chose qui avait des vices a péri par suite de sa mauvaise qualité, la perte est pour le vendeur qui sera tenu envers l'acheteur à la restitution du prix et autres dédommagements expliqués dans les deux articles précédents : mais la perte arrivée par cas fortuit sera pour le compte de l'acheteur.

Art. 1648. — L'action résultant des vices rédhibitoires doit être intentée par l'acquéreur dans un bref délai, suivant la nature des vices rédhibitoires et l'usage du lieu où la vente a été faite.

Art. 1649. — Elle n'a pas lieu dans les ventes faites par autorité de justice.

LOI DU 2 AOUT 1884 SUR LE CODE RURAL

Vices rédhibitoires dans les ventes et échanges d'animaux domestiques.

Article premier. — L'action en garantie dans les ventes ou échanges d'animaux domestiques sera régie, à défaut de conventions contraires par les dispositions suivantes, sans préjudice des dommages et intérêts qui peuvent être dus s'il y a dol.

Art. 2. — Sont réputés vices rédhibitoires et donneront

seuls ouverture aux actions résultant des articles 1641 et suivants du Code civil, sans distinction des localités où les ventes et échanges auront lieu, les maladies ou défauts ci-après, savoir :

Pour le cheval, l'âne et le mulet :

1° La *morve* } rayés depuis 1895 ;
2° Le *farcin* }
3° L'*immobilité* ;
4° L'*emphysème pulmonaire* ;
5° Le *cornage chronique* ;
6° Le *tic* proprement dit avec ou sans usure des dents ;
7° Les *boiteries anciennes intermittentes* ;
8° La *fluxion périodique des yeux*.

Art. 3. — L'action en réduction de prix, autorisée par l'article 1644 du Code civil, ne pourra être exercée dans les ventes et échanges d'animaux énoncés à l'article précédent lorsque le vendeur offrira de reprendre l'animal vendu en restituant le prix et en remboursant à l'acquéreur les frais occasionnés par la vente.

Art. 4. — Aucune action en garantie, même en réduction de prix, ne sera admise pour les ventes ou pour les échanges d'animaux domestiques si le prix, en cas de vente, ou la valeur, en cas d'échange, ne dépasse pas 100 francs.

Art. 5. — Le délai pour intenter l'action rédhibitoire sera de *neuf jours* francs, non compris le jour fixé pour la livraison, excepté pour la *fluxion périodique* pour laquelle le délai sera de *trente jours*, non compris le jour fixé pour la livraison.

Art. 6. — Si la livraison a été effectuée hors du lieu du domicile du vendeur ou si, après la livraison et dans le délai ci-dessus, l'animal a été conduit hors du domicile du vendeur, le délai pour intenter l'action sera augmenté à raison de la distance suivant les règles de la procédure civile.

Art. 7. — Quel que soit le délai pour intenter l'action, l'acheteur, à peine d'être non-recevable, devra provoquer, dans les délais de l'article 5, la nomination d'experts chargés de dresser procès-verbal ; la requête sera présentée verbalement ou par écrit au juge de paix du lieu où se trouve l'animal ; ce juge constatera dans son ordonnance la date de la requête et nommera immédiatement un ou trois experts qui devront opérer dans le plus bref délai. Ces experts vérifieront l'état de l'animal, recueilleront tous les renseignements utiles, donneront leur avis et à la fin de leur procès-verbal affirmeront par serment la sincérité de leurs opérations.

Art. 8. — Le vendeur sera appelé à l'expertise, à moins qu'il n'en soit autrement ordonné par le juge de paix à raison de l'urgence et de l'éloignement.

La citation à l'expertise devra être donnée au vendeur dans les délais déterminés par les articles 5 et 6 ; elle énoncera qu'il sera procédé même en son absence.

Si le vendeur a été appelé à l'expertise, la demande pourra être signifiée dans les trois jours, à compter de la clôture du procès-verbal dont copie sera signée en tête de l'exploit.

Si le vendeur n'a pas été appelé à l'expertise, la demande devra être faite dans les délais fixés par les articles 5 et 6.

Art. 9. — La demande est portée devant les tribunaux compétents, suivant les règles ordinaires du droit.

Elle est dispensée de tout préliminaire de conciliation, et devant les tribunaux civils elle est instruite et jugée comme matière sommaire.

Art. 10. — Si l'animal vient à périr, le vendeur ne sera pas tenu de la garantie, à moins que l'acheteur n'ait intenté une action régulière dans le délai légal et ne prouve que la perte de l'animal provient de l'une des maladies spécifiées dans l'article 2.

Art. 11. — Le vendeur sera dispensé de la garantie résultant de la morve ou du farcin pour le cheval, l'âne et le mulet et de la clavelée pour l'espèce ovine, s'il prouve que l'animal, depuis la livraison, a été mis en contact avec des animaux atteints de ces maladies.

Art. 12. — Sont abrogés tous règlements imposant une garantie exceptionnelle aux vendeurs d'animaux destinés à la boucherie.

Sont également abrogées la loi du 20 mai 1838 et toutes les dispositions contraires à la présente loi.

GARANTIE EXTRA-LÉGALE

L'article 1627 du Code civil marque formellement que la garantie existant de par la loi peut être modifiée, augmentée ou supprimée, quand il y a parfaite entente entre les parties.

Ces augmentations peuvent porter sur le nombre ou sur la durée des garanties et pour être valables doivent être écrites, signées et données par le vendeur.

1er *exemple*. — Je soussigné (nom, prénoms, profession et demeure) déclare accorder une prolongation de garantie de (la durée en toutes lettres) en sus de celle fixée par la loi du 2 août 1884, à M. (nom, prénoms, profession et demeure) pour un cheval (signalement) que je lui ai vendu (date) et livré (date) moyennant la somme de (en lettres). Fait à...... le..... Signature du vendeur.

2e *exemple*. — Je soussigné (nom, prénoms, qualité et résidence du vendeur), déclare garantir, sans préjudice des autres cas rédhibitoires, le cheval vendu aujourd'hui à M. (nom, prénoms, qualité et résidence de l'acheteur) de toutes boiteries (ou autres défauts) et accorde un délai d'un mois à l'effet de cette garantie spéciale.

Le vendeur est tenu d'indiquer clairement ce à quoi il entend s'obliger, car tout pacte obscur, ambigu s'interprète contre lui. S'il ne livre pas de suite l'animal vendu, il doit veiller à sa conservation, étant responsable de tout accident ou détérioration qui lui seraient survenus par sa faute avant la livraison.

DÉCHARGE

Nous avons encore à parler de la décharge de garantie donnée au vendeur par l'acheteur, laquelle est rarement réclamée. Voici un modèle de cet acte :

Je soussigné (nom, prénoms, profession, demeure) reconnais avoir acheté un cheval (signalement) à M. (nom, prénoms, profession, demeure), moyennant la somme de..... pour lequel je le décharge de toute garantie (Signature de l'acheteur).

Il ne faut pas confondre cet acte régulier avec les écrits des marchands déshonnêtes, où se trouve libellé que ceux-ci ne s'engagent à aucune garantie. Des malheureux ne sachant ni lire ni écrire sont à chaque instant dupes de cette fraude.

TABLE DES MATIÈRES

CHARTRES. — IMPRIMERIE DURAND, RUE FULBERT.

Aide-mémoire du Vétérinaire, *médecine, chirurgie, obstétrique, formules, police sanitaire et jurisprudence commerciale*, par Jules Signol, membre de la Société centrale de médecine vétérinaire, membre correspondant de l'Académie de médecine. 2e *édition* mise au courant des plus récents travaux et de la jurisprudence nouvelle. 1894, 1 vol. in-18 jésus de 648 pages, avec 411 figures, cartonné.. 7 fr.

L'auteur s'est proposé de réunir sous une forme aussi concise et aussi pratique que possible les faits les plus importants de la médecine vétérinaire. Il a voulu fournir aux praticiens tous les documents nécessaires pour se tenir au courant de la science.

Les résultats si féconds des travaux de Pasteur sur le charbon, le choléra des poules, le rouget du porc, et sur l'application des virus atténués, ont été exposés avec soin. Le chapitre consacré à la thérapeutique contient des renseignements précieux sur l'action des médicaments nouveaux.

M. Signol a exposé dans des chapitres spéciaux, les principes généraux de la *police sanitaire* et de la *jurisprudence commerciale*.

L'inspection des objets de consommation, ayant pris une importance de premier ordre, au point de vue de l'hygiène publique, et une part plus grande étant faite aux vétérinaires dans ce service, une plus grande étendue a été donnée aux chapitres de l'inspection et de la conservation des viandes.

Une nouvelle loi sur les vices rédhibitoires ayant été promulguée depuis la première édition, le chapitre concernant la jurisprudence a été remanié complètement.

Concision, exactitude, indication de documents nouveaux, telles sont les qualités de ce *vade-mecum* du vétérinaire.

Précis de Thérapeutique, de Matière médicale et de Pharmacie vétérinaires, par P. Cagny, président de la Société centrale de médecine vétérinaire de France. Préface de M. Peuch, professeur à l'École vétérinaire de Lyon. 1892, 1 vol. in-18 jésus de 676 pages, avec 106 figures, cartonné.... 8 fr.

Ouvrage dont l'acquisition par les corps de troupe à cheval a été autorisée par circulaire du Ministère de la guerre du 22 février 1892.

Cet ouvrage est divisé en quatre parties : la thérapeutique générale, c'est-à-dire l'action et l'administration des médicaments ; la matière médicale vétérinaire, c'est-à-dire les effets et la manière d'employer les médicaments usités dans les maladies ; la thérapeutique spéciale, c'est-à-dire l'examen des troubles des diverses fonctions dans l'état de maladie; la thérapeutique appliquée, c'est-à-dire l'emploi des médicaments et la méthode à adopter dans les principales maladies.

C'est le premier ouvrage vétérinaire où l'on trouve l'exposé des *applications des nouvelles méthodes antiseptiques* à la thérapeutique vétérinaire et l'étude des effets des *médicaments nouveaux* sur les animaux malades.

Dictionnaire Vétérinaire, par Cagny et Gobert. 1901, 1 vol. grand in-8 de 1000 pages, illustré de nombreuses figures.. *Sous presse.*

L'Art de conserver la Santé des Animaux dans les Campagnes, par FONTAN, médecin-vétérinaire, lauréat de la Société des agriculteurs de France. Nouvelle médecine vétérinaire domestique à l'usage des agriculteurs, fermiers, éleveurs, propriétaires ruraux, etc. *Ouvrage couronné par la Société des Agriculteurs de France.* 1894, 1 vol. in-16 de 378 pages, avec 100 figures, cartonné........... .... 4 fr.

Cet ouvrage s'adresse à la grande famille des agriculteurs et des éleveurs, à tous les propriétaires d'animaux domestiques. Il comprend trois parties : 1° *L'hygiène vétérinaire* ; M. Fontan a réuni les règles à suivre pour entretenir l'état de santé chez nos animaux ; 2° *Médecine vétérinaire usuelle* : il donne une idée générale des maladies les plus faciles à reconnaître et du traitement à leur opposer en attendant la visite du vétérinaire ; 3° *Pharmacie vétérinaire domestique* : Le traitement indiqué à propos de chaque maladie se compose de moyens, excessivement simples et inoffensifs, que le propriétaire peut employer lui-même impunément. Tout ce qui concerne la préparation, l'application ou l'administration de ces moyens se trouve détaillé.

Nouveau Manuel de Médecine vétérinaire homœopathique, par GUNTHER et PROST-LACUZON. 1892, 1 vol. in-16 de 396 pages, cartonné........................ 4 fr.

Maladies du cheval, — des bêtes bovines, — des bêtes ovines, — des chèvres, — des porcs, — des lapins, — des chiens, — des chats, — des oiseaux de basse-cour, etc.

Hygiène des Animaux domestiques, par H. BOUCHER, chef des travaux d'hygiène à l'Ecole vétérinaire de Lyon. Introduction par CH. CORNEVIN, professeur à l'Ecole vétérinaire de Lyon. 1 vol. in-18 de 504 pages, avec 70 fig., cart... 5 fr.

Dans une première partie, M. Boucher étudie le sol, l'eau, l'atmosphère et les climats. La deuxième partie est consacrée aux habitations, aux harnais, aux soins de toilette et à l'alimentation. La question de l'alimentation, la plus importante de toutes, ne comprend pas moins de 200 pages.

Petit Traité d'Hygiène et de Médecine vétérinaires usuelles. Premiers soins à donner aux animaux malades, par A. GALLIER. 1894, in-8, 146 pages .... 2 fr.

Aide mémoire du vétérinaire. Médecine, chirurgie, obstétrique, formules, police sanitaire et jurisprudence commerciale, par SIGNOL. 2e *édition*, 1894, 1 vol. in-18 jésus de 648 pages, avec 411 fig., cartonné.. 7 fr.

Formulaire des Vétérinaires praticiens, par CAGNY. 3e *édition*, 1900, 1 vol. in-18 de 332 pages, cart........................ 3 fr.

Précis de Thérapeutique, de Matière médicale et de Pharmacie vétérinaires, par P. CAGNY, président de la Société centrale de médecine vétérinaire de France. Préface par M. PEUCH, professeur à l'École vétérinaire de Lyon. 1892, 1 vol. in-18 jésus de 666 pages, avec 106 fig., cartonné........................ 8 fr.

Guide pratique du Vétérinaire, par LACASSIN. 1865, 1 vol. in-18 de 412 pages.. 4 fr.

Jurisprudence vétérinaire. *Traité des vices rédhibitoires dans les ventes ou échanges d'animaux domestiques*, commentaire de la loi du 2 août 1884, par A. GALLIER, inspecteur sanitaire de la ville de Caen. 3e *édition*, mise au courant de la jurisprudence et de la loi des 31 juillet-2 août 1895. 1896, 1 vol. in-8 de 791 p. 8 fr.

M. Gallier expose tout d'abord les théories ayant actuellement cours sur les différentes espèces de contrat, et en particulier sur les contrats de vente et d'échange. Puis il expose les règles de la garantie dans les ventes d'animaux domestiques.

Puis il commente article par article la loi du 21 août 1884, exposant les principes sur lesquels ils sont fondés, les questions qu'ils font naître et s'appuyant sur la jurisprudence pour les résoudre. Il termine par l'étude des ventes concernant les animaux de boucherie, les animaux méchants et les animaux atteints de maladies contagieuses.

Enfin, dans cette troisième édition, il a ajouté le commentaire des lois des 31 juillet et 2 août 1895, sur les ventes et échanges d'animaux domestiques.

Jurisprudence vétérinaire, par A. CONTE, chef des travaux à l'Ecole vétérinaire de Toulouse. 1898, 1 volume in-18 de 553 pages, cartonné.... 5 fr.

Vente. — Nature, forme, frais et effets de la vente. Conditions essentielles à la validité de la vente. Preuve de la vente. Modalités de la vente. Obligations des parties.

Garantie. — Garantie des vices rédhibitoires d'après le Code civil. Garantie dans les ventes des animaux domestiques, d'après la loi du 2 août 1884. Garantie conventionnelle. Garantie dans les ventes d'animaux — destinés à la boucherie — affectés des maladies contagieuses — atteints de méchanceté et de rétivité. Résolution et annulation de la vente. Echange. — **Procédure.** — **Expertise.**

Médecine légale vétérinaire, par ALFRED GALLIER, médecin-vétérinaire, inspecteur sanitaire de la ville de Caen. 1895, 1 vol. in-18 de 502 pages, cartonné.... 5 fr.

Ce volume est divisé en quatre parties :

1° *Médecine légale proprement dite* (blessures, asphyxie, vices rédhibitoires, maladies contagieuses, accidents de boucherie, assurances contre la mortalité et les accidents).

2° *Responsabilité* des vétérinaires, des empiriques, des maréchaux ferrants, des étalonniers, des propriétaires pour les dommages causés par leurs domestiques, des logeurs, des locataires et emprunteurs, des voituriers, des compagnies de chemins de fer.

3° *Jurisprudence médicale* (enseignement, exercice, honoraires, secret professionnel, responsabilité médicale, vente de clientèle, exercice de la pharmacie vétérinaire).

4° *Expertises médico-légales* (rapports des vétérinaires avec la justice, l'administration et les parties, pièces à fournir, etc.).

Police sanitaire des Animaux, par A. CONTE, chef des travaux de police sanitaire à l'Ecole vétérinaire de Toulouse. Introduction par le professeur LECLAINCHE. 1895, 1 vol. in-18 de 518 pages, cartonné.... 5 fr.

Histoire de la législation sanitaire en France. Modes divers d'intervention de l'autorité en police sanitaire, mesures générales applicables aux maladies contagieuses. Mesures spéciales à chacune des maladies contagieuses : peste bovine, péripneumonie, fièvre aphteuse, clavelée, gale, morve, rage, charbon, tuberculose, rouget, etc. Mesures sanitaires concernant les chevaux de l'armée, de l'administration des haras, et les animaux placés dans les Ecoles vétérinaires. Législation sanitaire étrangère. Recueil des lois, décrets et arrêtés les plus récents constituant la législation sanitaire française.

Traite des Vices rédhibitoires, par GALISSET et MIGNON. 1864, 1 vol in-18 de 542 pages.... 6 fr.

Règles de la garantie dans les ventes d'animaux domestiques, par A. GALLIER. 1894, in-8 de 130 pages.... 3 fr.

ENVOI FRANCO CONTRE UN MANDAT POSTAL

Traité de Zootechnie générale, par Ch. CORNEVIN, professeur à l'Ecole vétérinaire de Lyon. 1891, 1 vol. gr. in-8 de 1088 pages, avec 204 figures et 4 planches coloriées......... 22 fr.

Ouvrage dont l'acquisition par les corps de troupe à cheval a été autorisée par circulaire du ministère de la guerre du 23 avril 1891.

I. — Les animaux domestiques dans le passé et le présent. — Affinités et filiation. — Domestication. — Statistique. — Valeur des produits. — Importations et exportations. — Consommation. — II. — Les individus et les groupes. — Le couple et les différences sexuelles. — Variations. — Hérédité. — Espèces. — Caractères ethniques. — III. — Les procédés zootechniques. — Reproduction. — Consanguinité. — Sélection. — Croisements et métissage. — Hybridation. — Procédés d'exploitation. — Dressage, entraînement. — Forçage, engraissement. — Galactologie. — Acclimatation. — IV. — Les entreprises zootechniques. — Production des jeunes. — Du travail. — De la viande et de la graisse. — Du lait. — Exploitation de la laine, des poils et des plumes.

Traité de Zootechnie spéciale, par Ch. CORNEVIN. 3 vol. gr. in-8.................................. 22 fr.

I. — **Les Oiseaux de basse-cour.** 1895, 1 vol. gr. in-8 de 322 pages, avec 116 figures et 4 planches coloriées......... 8 fr.

II. — **Les Petits Mammifères de la basse-cour et de la maison.** Lapins, Chats et Chiens. 1896, 1 vol. gr. in-8 de 408 p., avec 88 figures et 2 planches coloriées.................. 10 fr.

III. — **Les Porcs.** 1898, 1 vol. gr. in-8 de 150 p. avec fig...... 4 fr.

Ce Traité de Zootechnie spéciale est le complément naturel du *Traité de Zootechnie générale* du même auteur. En effet, après avoir exposé les modalités et les lois de la formation des races animales domestiques ainsi que les règles de leur multiplication, amélioration et exploitation, il restait à faire connaître en détail chaque groupe ethnique, de façon à arriver à leur détermination aussi couramment qu'on procède à celle d'une forme spécifique quelconque du règne animal ou végétal ; c'est l'objet du présent livre.

Voyage zootechnique dans l'Europe centrale et orientale, par Ch. Cornevin. 1885, gr. in-8, 103 p., avec figures, cart... 3 fr.

Traité de l'Age des Animaux domestiques, d'après les dents et les productions épidermiques, par Ch. CORNEVIN et X. LESBRE, professeurs à l'Ecole vétérinaire de Lyon. 1894, 1 vol. gr. in-8 de 462 pages, avec 211 figures................ 15 fr.

Nécessité de connaître l'âge des animaux et moyens généraux d'y parvenir. — Des dents et de la connaissance de l'âge des équidés : cheval, âne, mulet. — Perturbation dans la connaissance de l'âge par irrégularité du système dentaire : chevaux bégus, faux bégus, à dents longues, à dents courtes, à bec de perroquet, tiqueurs. — Moyens employés pour tromper sur l'âge du cheval. — Des dents et de la connaissance de l'âge des bœufs et des buffles. — Renseignements fournis par les cornes. — Des dents et de la connaissance de l'âge des moutons et des chèvres. — Irrégularités dentaires. — Des dents et de la connaissance de l'âge des porcs. — Irrégularités dentaires et ruses des vendeurs. — Des dents et de la connaissance de l'âge du chien. — De la dentition du chat, du lapin, du cobaye. — Connaissance de l'âge des oiseaux de basse-cour, coq, dindon, paon, pintade, faisan, palmipèdes.

PHYSIOLOGIE — PSYCHOLOGIE

Traité de Physiologie comparée des Animaux, *considérée dans ses rapports avec les sciences naturelles, la médecine, la zootechnie et l'économie rurale*, par G. COLIN, professeur à l'École vétérinaire d'Alfort, membre de l'Académie de médecine. 4e *édition, considérablement augmentée*. 2 vol. in-8, ensemble 1500 p., avec 250 figures.. 28 fr.

On trouvera dans cet ouvrage une explication nette et précise de cet ensemble de phénomènes si complexes qui constituent la physiologie, cette science de la vie, sans la connaissance de laquelle on ne saurait se livrer plus tard à l'étude de la pathologie, de l'hygiène et de la thérapeutique.

C'est l'œuvre de toute une vie consacrée à l'observation continuelle des animaux, le résultat d'études d'après nature poursuivies sans relâche. Aussi M. Colin est-il arrivé à donner à la physiologie des animaux domestiques le caractère et l'exactitude d'une science positive.

M. Colin étudie d'abord l'INNERVATION, qui domine et règle toutes les fonctions ; puis les SENSATIONS au moyen desquelles l'animal est diversement impressionné par le monde extérieur, les MOUVEMENTS, la LOCOMOTION, qui complète les relations existant entre l'animal et le monde extérieur ; la DIGESTION, destinée à modifier les matériaux étrangers qui doivent reconstituer le sang, entretenir et accroître tous les organes ; l'ABSORPTION, qui fait pénétrer dans certains canaux les matières qui peuvent servir au renouvellement du fluide nutritif, aux sécrétions et à la formation des tissus ; la RESPIRATION, qui met l'air et le fluide nutritif en rapport l'un avec l'autre ; enfin la CIRCULATION, la NUTRITION, les SÉCRÉTIONS et la GÉNÉRATION.

L'Esprit de nos Bêtes, par E. ALIX, vétérinaire militaire, membre de la Société centrale de médecine vétérinaire, lauréat du Ministère de la guerre et de la Société protectrice des animaux. 1 vol. grand in-8 de 656 pages, avec 125 figures, 12 fr. — Cart. 15 fr.

L'intelligence consciente chez les animaux. — Les facultés intellectuelles, sensations, idées, attention, réflexion, jugement, raisonnement, mémoire. — Aptitudes spéciales, mœurs et coutumes des bêtes relevant de l'intelligence : langage, personnalité. — Industrie et organisation des animaux : ruse, tactique, jeux, etc. — L'intelligence inconsciente : l'intérêt et l'action réflexe. — La sensibilité : plaisir et douleur, appétits, passions, émotions. Le naturel et le caractère. — La volonté.

Les Sociétés chez les Animaux, par le Dr P. GIROD, professeur à la Faculté des sciences de Clermont-Ferrand. 1891, 1 vol. in-16 de 372 pages, avec 50 figures.......................... 3 fr. 50

Les Industries des Animaux, par Fréd. HOUSSAY, maître de conférences à l'École normale supérieure. 1889, 1 vol. in-16 de 320 pages, avec 50 figures.......................... 3 fr. 50

Les Facultés mentales des Animaux, par le Dr FOVEAU DE COURMELLES. 1890, 1 volume in-16 de 352 pages, avec 31 figures.. 3 fr. 50

L'Animal est-il intelligent ? par GUÉNON, vétérinaire militaire, 1899, in-18, 61 pages.. 1 fr.

Influence de la Musique sur les Animaux, par GUÉNON, 1899, in-8, 136 pages.. 2 fr. 75

ENVOI FRANCO CONTRE UN MANDAT POSTAL

Guide pratique de l'Élevage du Cheval, par L. RELIER, vétérinaire principal au Haras de Pompadour. 1 vol. in-16 de 368 pages, avec 128 figures, cartonné. .... 4 fr.

M. RELIER a résumé, sous une forme très claire, les connaissances indispensables à l'homme de cheval. Organisations et fonctions, extérieur (régions, aplombs, proportions, mouvements, allures, âge, robes, signalements, examen du cheval en vente) : hygiène, maréchalerie ; reproduction et élevage ; art des accouplements. Ce livre est destiné aux propriétaires, cultivateurs, fermiers, palefreniers des haras, etc.

Les Maladies du jeune Cheval, par P. CHAMPETIER, vétérinaire en premier de l'armée. 1 volume in-16 de 348 pages, avec 8 planches en couleurs, cartonné........ .. . 4 fr.

Les maladies du jeune cheval, par leur fréquence, la mortalité qu'elles occasionnent et les pertes qui en sont la conséquence, sont de celles qu'il importe aux éleveurs de connaître le mieux dans leurs causes et leur traitement, afin de les conjurer et de les guérir plus sûrement. M. Champetier passe successivement en revue la gourme, la scarlatinoïde, la variole (Horse-pox), la pneumonie infectieuse, l'entérite diarrhéique, l'arthrite des poulains, le muguet, les affections vermineuses et les insectes cavitaires.

L'Age du Cheval, et des principaux animaux domestiques, âne, mulet, bœuf, chèvre, chien, porc et oiseaux, par M. DUPONT, professeur à l'Ecole d'agriculture de l'Aisne. 1 volume in-16, avec 36 planches dont 30 coloriées.................... 6 fr.

Ce *vade-mecum* sera bien accueilli *des acheteurs*, qui pourront y puiser, sur l'âge de nos animaux domestiques, les renseignements, les indications nécessaires pour mieux défendre leurs intérêts.

Traité pratique de Maréchalerie, comprenant le pied du cheval, la maréchalerie ancienne et moderne, la ferrure appliquée aux divers services, la médecine et l'hygiène du pied, par M. GOYAU, vétérinaire principal de l'armée. 3e *édition*. 1 vol. in-18 de 528 pages, avec 361 figures.............................. 8 fr.

La première partie de ce traité comprend les notions anatomiques et physiologiques indispensables pour éclairer la pratique. — La seconde partie est consacrée à la description des ferrures françaises et étrangères en usage. — La troisième partie comprend l'état actuel de la maréchalerie en France, la ferrure rationnelle et les principes qui doivent guider le praticien dans la rectification mathématique de l'aplomb du pied, les ferrures des différents genres de service, la ferrure du mulet, de l'âne et du bœuf. — La quatrième partie traite des moyens de contention, de la ferrure ordinaire, des ferrures des différents services, des ferrures à glace, de la ferrure des pieds défectueux, des appareils protecteurs spéciaux fixés au membre et au pied. La cinquième partie comprend la *médecine et l'hygiène du pied*, c'est-à-dire le traitement des maladies et blessures et l'entretien du pied.

Maréchalerie, par A. THARY, vétérinaire militaire, ancien répétiteur à l'Ecole d'Alfort, 1 vol. in-18 de 458 pages, avec 303 fig., cartonné... 5 fr.

Anatomie. — Physiologie et conditions mécaniques du pied. — Ferrures usuelles ; Ferrures françaises proposées pour remplacer les ferrures traditionnelles ; Ferrures anglaises ; Ferrures allemandes ; autres Ferrures étrangères. — Du Fer à planche. — Ferrures appropriées aux défectuosités et aux maladies du pied et des membres ; aux opérations chirurgicales. — Ferrures à glace. — Ferrure de l'âne et du mulet ; Ferrure du bœuf.

Nouvelle Ferrure du Cheval, par Ch. COUSIN. 1897, in-8, 48 pages, avec 7 figures.. 2 fr.

ENVOI FRANCO CONTRE UN MANDAT POSTAL

Le Cheval, extérieur, régions, pied, proportions, aplombs, allures, âges, aptitudes, robes, tares, vices, achat et vente, examen critique des œuvres d'art équestre, structure et fonctions, races, origine, production et amélioration, démontrés à l'aide de planches coloriées, découpées et superposées. Dessins d'après nature par E. CUYER, texte par E. ALIX, vétérinaire militaire, lauréat du ministère de la guerre. 1 vol gr. in-8 de 703 p. de texte, avec 172 fig. et 1 atlas de 16 pl. coloriées. Ensemble 2 vol. gr. in-8, cart.. 60 fr.

Ce livre s'adresse aux vétérinaires, aux maréchaux, aux éleveurs, à tous ceux qui, soit par nécessité, soit par goût, s'occupent du cheval et veulent éviter dans leurs acquisitions les erreurs qu'entraîne l'ignorance de l'organisation du cheval.

Le texte est dû à la plume autorisée de M. E. ALIX, vétérinaire en premier de l'armée, dont les travaux et l'expérience garantissent l'exactitude de ses descriptions et la compétence de ses conseils.

Ce qui constitue l'originalité des seize planches hors texte, coloriées, découpées et superposées, dessinées par ED. CUYER, prosecteur à l'École des Beaux-Arts, c'est qu'elles rendent tangibles et saisissables tous les détails des différents organes. Dessinées d'après nature, exactes en tous points, quant à la situation, aux rapports, à la forme, à la teinte et aux proportions des parties, ces planches sont irréprochables au point de vue artistique.

Les Allures du Cheval, planche coloriée, découpée, superposée et articulée, par E. CUYER. 1886, gr. in-8, 43 pages, avec 13 figures et 1 planche coloriée........................ 7 fr. 50

Marchands de Cheval et Marchands de Chevaux. Guide des acheteurs, par PIERRE. 1891, 1 vol. in-8 de 388 pages, avec 70 figures.................................. 6 fr.

Conferences sur l'Hygiène et l'Etude des Races de Chevaux des Armées, par AUBREGGIO. 1895, gr. in-8, 168 pages...... 2 fr.

Amélioration de l'Espèce chevaline, par des accouplements raisonnés, par ALASONNIÈRE. 1885, in-8, 126 pages............ 4 fr.

Le Cheval anglo-normand, par A. GALLIER, médecin vétérinaire, inspecteur sanitaire de la ville de Caen. 1900, 1 vol. in-16 de 320 pages, avec figures, cartonné............ 4 fr.

L'anglo-normand. Ses origines; histoire de la famille normande; l'anglo-normand considéré comme reproducteur, comme cheval de guerre et comme cheval de service; l'administration des haras. Son rôle, son système; encouragements à l'industrie chevaline; courses, concours.

Nos Chevaux, Zootechnie générale, hippologie et hippotechnie, par F.-G. GÉRARD, 1 vol. in-8 de 254 pages, avec 5 planches...... 5 fr.

La Viande de Cheval et les viandes insalubres, au point de vue de l'alimentation publique, par DECROIX. 1885, in-8, 56 p... 1 fr. 50

L'Equitation au point de vue physiologique, hygiénique et thérapeutique, par CHASSAIGNE. 1870, in-8, 117 pages........... 2 fr. 50

Vaches laitières, choix, entretien, production, élevage, maladies, produits, par E. THIERRY, professeur de zootechnie et directeur de l'École pratique d'agriculture de l'Yonne. 1895, 1 vol. in-16 de 349 pages avec 75 figures, cartonné................. 4 fr.

Notions sommaires d'anatomie et de physiologie des bovidés, étude de la connaissance de l'âge. Examen des principales races françaises et étrangères utilisées comme laitières. Production du lait, choix des vaches laitières, amélioration. Hygiène de la vache laitière, habitation, pansage, alimentation aux pâturages et à l'étable. Traite, causes de variation de la production du lait, engraissement de la vache laitière, reproduction (choix des reproducteurs, rut, chaleur, monte, gestation, parturition, etc.), élevage (allaitement, sevrage, castration, régime, etc.). Conseils pratiques sur l'achat de la vache laitière. Maladies de la vache et du veau. Étude du lait, de la laiterie et des industries laitières.

L'Industrie laitière, le lait, le beurre et le fromage, par E. FERVILLE. 1 vol. in-16, de 384 p., avec 88 fig., cart....... 4 fr.

Le lait; essayage; vente; lait condensé; le beurre, la crème; système Swartz, écrémeuses centrifuges; barattage; délaitage mécanique; margarine; fromages frais et affinés, pressés et cuits; construction de laiteries; comptabilité.

Le Lait, études chimiques et microbiologiques, par EMILE DUCLAUX, de l'Institut, professeur à la Faculté des sciences. 2e *édition*. 1894, 1 vol. in-16 de 376 pages, avec figures.............. 3 fr. 50

Constitution physique du lait, analyse du beurre, action de la lumière et des microbes sur la matière grasse du lait. La caséine, la présure et les éléments du lait, exposé des méthodes d'analyse du lait. La coagulation du lait par la prématuration des fromages, analyse des fromages, composition des divers fromages (Cantal, Brie, Roquefort, Gruyère, Parme et Hollande).

La Margarine et le Beurre artificiel, par CH. GIRARD, directeur du Laboratoire municipal, et J. DE BRÉVANS, chimiste au Laboratoire. 1889, 1 vol. in-16 de 172 p., avec fig. 2 fr.

Préparation du beurre artificiel. — La margarine et le beurre artificiel au point de vue de l'hygiène. — Méthodes proposées pour distinguer la margarine et le beurre artificiel du beurre naturel. — Méthodes d'expertise. — Procédés rapides d'essai des beurres. — Documents législatifs et administratifs.

Les Matières grasses, caractères, falsifications et essai des huiles, beurres, graisses, suifs et cires, par le Dr BEAUVISAGE, professeur agrégé à la Faculté de Lyon. 1891, 1 vol. in-16 de 324 p., avec 90 figures, cartonné.. 4 fr.

Matières grasses en général, caractères généraux, usages, origine et extraction, procédés physiques et chimiques d'essai, huiles animales, huiles végétales diverses, huiles d'olive, beurres, graisses et suifs d'origine animale, beurres végétaux, cires animales, végétales et minérales.

Tableaux synoptiques pour l'Analyse du Lait, du Beurre et du Fromage, par P. GOUPIL. 1901, 1 vol. in-16 de 80 pages, cartonné........................ 1 fr. 50

Les Vacheries de Montpellier, par BLAISE. In-8, 12 p..... 75 c.

La Mortalité par l'Asphyxie lente des animaux de l'espèce bovine dans les étables malsaines, par ALASONNIÈRE. 1887, in-8. 1 fr.

Le Chien. Races. — Hygiène. — Maladies, par J. PERTUS, médecin-vétérinaire. 1893, 1 vol. in-16 de 298 pages, avec 77 figures, cartonné....... 4 fr.

Différentes races, espèces et variétés; valeur relative et choix à faire suivant le service, — extérieur et détermination de l'âge, — hygiène de l'alimentation et de l'habitation — accouplement et parturition. — Étude des maladies; maladies contagieuses, maladie du jeune âge, rage, tuberculose, etc., — maladies de la peau, plaies et brûlures, parasites, etc., — de l'appareil respiratoire, du tube digestif, vers intestinaux, etc., — de l'appareil génito-urinaire et des mamelles, — des yeux et des oreilles, — accidents de chasse, — maladies chirurgicales, — pansements, bandages et sutures, — administration des médicaments.

Principales Races canines, par PORTANIER. 1893, 1 vol. in-18 de 237 pages, avec 33 figures.......... 6 fr.

Les Conserves alimentaires, par J. DE BRÉVANS. 1896, 1 vol. in-16 de 396 pages, avec 72 figures, cartonné.... 4 fr.

M. de Brévans étudie tout d'abord les procédés généraux de conservation des matières alimentaires. Il examine ensuite les procédés spéciaux à chaque aliment.

A propos de la viande il traite de la conservation par dessiccation, des extraits de viande, des peptones, des conserves de soupes, de la conservation par le froid, des enrobages, de la conservation par la chaleur et l'élimination de l'air, par le salage et les antiseptiques. Vient ensuite l'étude des conserves de poissons, de crustacés et de mollusques. La conservation et la pasteurisation du lait, les laits concentrés, la conservation du beurre et des œufs terminent les aliments d'origine animale.

Il passe ensuite à l'étude de la conservation des aliments d'origine végétale : légumes, fruits, confitures, etc. L'ouvrage se termine par l'étude des altérations et des falsifications et par l'analyse des conserves alimentaires.

Les Industries des Abattoirs, connaissance, achat et abatage du bétail, préparation, commerce et inspection des viandes, produits et sous-produits de la boucherie et de la charcuterie, par L. BOURRIER, vétérinaire sanitaire du département de la Seine. 1897, 1 vol. in-16 de 356 pages, avec 77 fig., cartonné. 4 fr.

Après une étude générale sur les abattoirs et le commerce de la *boucherie*, de la *charcuterie* et de la *triperie*, l'auteur passe successivement en revue le bœuf, le veau, le mouton, la chèvre et le cheval de boucherie, le porc : pour chacun il étudie l'achat et la connaissance des diverses races, l'abatage, la préparation des bêtes abattues, les abats les issues, les suifs, les cuirs et les produits accessoires.

En dehors des parties comestibles, la bête abattue fournit des produits dont la valeur et l'emploi offrent une grande importance. Que deviennent les peaux, le sang, les suifs, les cornes, les os et les autres déchets de l'animal? M. Bourrier examine ensuite la viande abattue, les différentes catégories de viande, leurs qualités, leur conservation.

Il termine par l'inspection sanitaire des viandes.

Le Mulet intime, par A. GUÉNON. 1899, in-8, 232 pages, avec 30 figures.......... 5 fr.

Le Pain et la Viande, par J. DE BRÉVANS, chimiste principal au Laboratoire municipal de Paris. Préface par M. E. RISLER, directeur de l'Institut national agronomique. 1892, 1 vol. in-16 de 360 pages, avec 97 figures, cartonné.......... 4 fr.

Le pain. — Les Céréales. — La Meunerie. — La Boulangerie. — La Pâtisserie et la Biscuiterie. — Altérations et Falsifications. — *La viande.* — Les Animaux de Boucherie. — La Boucherie. — La Charcuterie. — Les Animaux de Basse-Cour. — Les Œufs. — Le Gibier. — Les Conserves alimentaires. — Altérations et Falsifications.

ANIMAUX DOMESTIQUES — AVICULTURE

Les Animaux de la Ferme, par E. GUYOT, agronome éleveur. 1892, 1 vol. in-16 de 344 pages, avec 146 figures, cart. 4 fr.

Résumer tout ce que l'on sait sur nos différentes espèces d'animaux domestiques, cheval, bœuf, mouton, porc, chien, chat ; poules, dindons, pigeons, canards, oies, lapins, abeilles, et leurs nombreuses races, sur leur anatomie, leur physiologie, leur utilisation et leur amélioration, leur hygiène, leurs maladies, etc., était une œuvre difficile ; aussi ce livre pourra-t-il être très utilement placé dans les bibliothèques rurales.

Les Oiseaux de Basse-cour, par RÉMY SAINT-LOUP, maître de conférences à l'École pratique des Hautes-Études, secrétaire de la Société nationale d'acclimatation. 1895, 1 vol. in-16 de 368 pages, avec 105 figures, cartonné........................ 4 fr.

Première partie. — Classification des oiseaux de basse-cour. — Variation du type dans les principales races. — Sélection. — Organisation des oiseaux. — Incubation naturelle et artificielle. — Élevage des poulets, des dindons, des canards et des oies. — Aménagement du local. — Bénéfices de l'industrie avicole. — Maladies des oiseaux de basse-cour. — Parasites. — *Deuxième partie.* — Descriptions des races. — I. Coqs et poules ; II. Pigeons ; III. Dindons ; IV. Pintades ; V. Canards ; VI. Oies.

Les Oiseaux de Parcs et de Faisanderies. Histoire naturelle. Acclimatation. Élevage, par RÉMY SAINT-LOUP. 1896, 1 vol. in-16 de 354 pages avec 48 figures, cartonné...... 4 fr.

Sans doute il est bon de faire multiplier les oiseaux de basse-cour, il est attrayant d'obtenir dans ces espèces des centaines de races et de variétés, mais la naturalisation des oiseaux exotiques est incontestablement plus intéressante. Enfin le repeuplement des chasses offre à l'activité des amateurs d'oiseaux des sujets de recherches et d'expériences que l'on doit faciliter et dont l'étude doit être indiquée par des livres spéciaux. Aussi était-il intéressant d'exposer ce qui a été fait et de signaler les résultats obtenus en un livre pouvant servir de guide à la fois pour la connaissance zoologique et pour l'éducation des oiseaux de parc et de faisanderie.

Canards, Oies et Cygnes. Palmipèdes de produit, de chasse et d'ornement, par A. BLANCHON. 1896, 1 vol. in-16 de 348 pages avec 73 figures, cartonné. .... 4 fr.

La première partie de ce volume est consacrée à l'installation, à la nourriture, à l'incubation, à l'élevage, à l'éjointage, aux maladies, à l'acquisition et au transport des oiseaux et des œufs. Dans la deuxième partie, M. Blanchon passe en revue les différentes races de cygnes, oies et bernaches et autres anséridés, canards, sarcelles et autres anatidés : il donne, à propos de chaque espèce, les caractères distinctifs, la distribution géographique, les migrations, le nid, la ponte, l'incubation, les mœurs, la nourriture, les produits, la chasse, la vie en captivité, la longévité.

L'Amateur d'Oiseaux de Volière, espèces indigènes et exotiques, caractères, mœurs et habitudes, reproduction en cage et en volière, nourriture, chasse, captivité, maladie, par H. MOREAU. 1891, 1 vol. in-16 de 432 p., avec 51 fig., cart.. 4 fr.

L'Élevage des Animaux de basse-cour, par E. et J. PHILIPPE. 1894, 1 vol. in-16 de 144 pages, avec figures............... .. 2 fr.

Monographie des Races de Poules: la Langsham, par ROUILLÉ. 1893, in-8, 80 pages et 1 atlas in-4 de 8 planches.............. 2 fr.

ENVOI FRANCO CONTRE UN MANDAT POSTAL

Traité de Zoologie agricole et industrielle, comprenant la pisciculture, l'ostréiculture, l'apiculture et la sériciculture, par P. BROCCHI, professeur à l'Institut agronomique. 1886, 1 vol. gr. in-8 de 984 pages, avec 603 figures, cartonné..... 18 fr.

Manuel d'Apiculture. Organes et fonctions des abeilles, éducation et produits, miel et cire, par MAURICE GIRARD, ancien président de la Société entomologique de France. 3e *édition*, 1896, 1 vol. in-16 de 320 pages, avec 84 figures.................... 4 fr.

L'abeille est l'objet de soins de jour en jour plus attentifs, en raison de l'intérêt qui s'attache à son étude et des avantages que procure son éducation. Il manquait en France un livre qui mit à la portée de l'éleveur l'ensemble des connaissances qu'il a besoin de posséder. M. Girard a exposé les manipulations agricoles, les procédés d'extraction, la composition chimique du miel et de la cire; il a décrit les organes, les fonctions, les maladies, les ennemis de l'Abeille.

Les Insectes nuisibles, par PH. MONTILLOT. 1891, 1 vol. in-16 de 308 pages, avec 156 figures, cartonné .... 4 fr.

Histoire et législation, les forêts, les céréales et la grande culture, la vigne, le verger et le jardin fruitier, le potager, le jardin d'ornement, à la maison.

Le livre de M. Montillot a pour but d'offrir, dans un cadre restreint, le plus possible de notions précises sur les insectes qui peuvent causer des dégâts.

L'auteur, dans son exposition, ne procède pas suivant les ordres et les familles entomologiques, mais par catégories de dévastateurs; il examine successivement les insectes nuisibles aux forêts, aux céréales et à la grande culture, puis aux cultures spéciales, à la vigne, au verger, aux jardins potagers et d'ornement. Il ne néglige pas les insectes qui se trouvent dans nos maisons, attaquent nos meubles, nos vêtements, ceux qui se cachent dans nos cuisines et à l'office. Il termine par les parasites de l'homme et des animaux domestiques. Cette manière de procéder lui a permis des divisions nettes, où chacun peut trouver ce qui l'intéresse; de simples renvois évitent les redites ou la confusion pour les espèces appartenant à plusieurs catégories.

L'Art de détruire les Animaux nuisibles, par H.-L.-A. BLANCHON. 1899, 1 vol. in-16 de 292 pages, avec 111 figures, cartonné.................................... 4 fr.

Le chasseur doit protéger son gibier, le pisciculteur le poisson de ses étangs, le cultivateur ses récoltes, ses troupeaux, sa basse-cour, le jardinier ses légumes, ses fruits et ses fleurs, la ménagère ses provisions, ses meubles, ses vêtements; l'homme doit se défendre lui-même contre l'attaque de divers animaux et principalement des parasites qui, légion, le guettent sans cesse.

M. Blanchon indique les armes dont il faut se servir dans cette lutte constante, la manière de les employer, de les entretenir, de les fabriquer, lorsque leur construction est à la portée de tous.

S'il a traité d'une manière complète le *piègeage*, qui demande des connaissances étendues et une science particulière pour déjouer la défiance d'animaux rusés, il n'a pas négligé les procédés de chasse généralement employés.

Il s'est étendu sur l'empoisonnement qui donne des résultats excellents, quoiqu'il soit d'un emploi dangereux, et il a indiqué les précautions nécessaires pour éviter les accidents.

Insectes nuisibles à l'Agriculture, par J.-C. HERPIN. 1842, in-8, avec 6 planches.. 2 fr. 50

Encyclopédie vétérinaire, publiée sous la direction de C. CADÉAC, professeur de clinique à l'École vétérinaire de Lyon. Collection nouvelle de 30 volumes de 500 pages in-18 illustrés. Chaque volume cartonné.. 5 fr.

Les 20 premiers volumes sont en vente :

Pathologie générale et Anatomie pathologique générale des Animaux domestiques, par C. CADÉAC. 1 vol. in-18 de 478 p., avec fig., cartonné.. 5 fr.

Sémiologie, diagnostic et traitement des Maladies des Animaux domestiques, par C. CADÉAC. 2 vol. in-18, de 400 p. chacun, avec 116 figures, cartonnés.................... 10 fr.

Hygiène des Animaux domestiques, par H. BOUCHER, professeur à l'École vétérinaire de Lyon. 1 vol. in-18 de 504 p., avec 70 fig., cartonné.. 5 fr.

Médecine légale vétérinaire, par GALLIER, vétérinaire sanitaire de la ville de Caen. 1 vol. in-18 de 400 pages, cartonné...... 5 fr.

Police sanitaire, par CONTE, professeur à l'École vétérinaire de Toulouse. 1 vol. in-18 de 518 pages, cartonné.................... 5 fr.

Maréchalerie, par THARY, vétérinaire de l'armée. 1 vol. in-18 de 458 pages, avec 200 figures, cartonné.................... 5 fr.

Pathologie interne, par C. CADÉAC. 8 vol. in-18 de 500 pages chacun, avec figures, cartonnés.................... 40 fr.

I. *Bronches et estomac.* — II. *Intestin.* — III. *Foie, péritoine, fosses nasales, sinus.* — IV. *Larynx, trachée, bronches, poumons.* — V. *Plèvre, péricarde, cœur, endocarde, artères.* — VI. *Maladies du sang. Maladies générales. Maladies de l'appareil urinaire.* — VII. *Maladies de l'appareil urinaire* (fin). *Maladies de la peau et maladies parasitaires des muscles.* — VIII. *Maladies du système nerveux.*

Chaque volume se vend séparément.................... 5 fr.

Thérapeutique vétérinaire, par GUINARD, chef des travaux à l'École de Lyon. 2 vol. in-18 de 500 pages chacun, cartonnés 10 fr.

Obstétrique vétérinaire, par BOURNAY, professeur à l'École vétérinaire de Toulouse. 1 vol. in-18 de 524 pages, avec fig., cart. 5 fr.

Pharmacie et Toxicologie vétérinaires, par DELAUD et STOURBE, chef des travaux aux Écoles de Toulouse et d'Alfort. 1 vol. in-18 de 496 pages, avec figures, cartonné.................... 5 fr.

Jurisprudence vétérinaire, par A. CONTE, professeur à l'École vétérinaire de Toulouse. 1 vol. in-18 de 553 pages, avec figures, cartonné.. 5 fr.

Sous presse :

Inspection des Viandes, par CAREAU, vétérinaire inspecteur à Dijon. 1 vol. in-18, cartonné.................... 5 fr.

Médecine opératoire, par C. CADÉAC. 1 vol. in-18, avec figures, cartonné.. 5 fr.

Zootechnie, par H. BOUCHER. 1 vol. in-18 avec figures, cart.. 5 fr.

Pathologie chirurgicale, 2 vol.

Maladies contagieuses, 1 vol.

www.ingramcontent.com/pod-product-compliance
Ingram Content Group UK Ltd.
Pitfield, Milton Keynes, MK11 3LW, UK
UKHW022027170726
13837UKWH00001B/445